今すぐできる歯科医療機能評価～7領域からセルフチェック～

監修 高津茂樹・橋本佳潤

今すぐできる歯科医療機能評価
－7領域からセルフチェック－

2004年5月10日　第1版第1刷

監　　修　　高津茂樹　橋本佳潤
執筆・編集　　日本歯科医療管理学会・歯科医療機能評価検討委員会
発　行　人　　佐々木一高
発　行　所　　クインテッセンス出版株式会社
　　　　　　　東京都文京区本郷3-2-6　〒113-0033
　　　　　　　クイントハウスビル　　電話（03）5842-2270
印刷・製本　　横山印刷株式会社

©2004　クインテッセンス出版株式会社　禁無断転載・複写
Printed in Japan　　　　　　　　　ISBN 4-87417-805-7　C3047
定価は表紙カバーに表示してあります。

今すぐできる歯科医療機能評価

7領域からセルフチェック

■監修
高津茂樹／橋本佳潤

■執筆・編集
日本歯科医療管理学会
歯科医療機能評価検討委員会

クインテッセンス出版株式会社
Tokyo, Berlin, Chicago, London, Paris, Barcelona, São Paulo, New Delhi, Moscow, Prague, Warsaw, and Istanbul

プロローグ

―スタッフにも患者さんにも満足してもらえる
　　　　　　　　　　　歯科診療所を目指して―

　日本歯科医療管理学会では、1987年に歯科チーム医療研究委員会を設け、「働きやすさを創る歯科チームづくり」、「スタッフの定着を促進し、成長を動機づける要因」、「スタッフの教育・評価システム」について検討してきました。

　これらの研究結果を基に、歯科医療機能評価検討委員会を設けて、歯科診療所の医療機能の評価だけではなく、診療サービスも含む評価や、患者さんの満足度と全従事者の満足度をも一つの評価体系に組み込んだ、歯科診療所単独の総合的な評価へと研究を展開しました。患者さんに満足していただくためには、診療所の全従事者が満足して働いている必要があるからです。

　歯科医療の機能を検討した結果をまとめたものが右の図です。歯科診療所の医療機能をA～Gの7領域に整理し、中項目は48、小項目は627にのぼります。本書は、これらを整理して、スタッフにも患者さんにも満足してもらえる歯科診療所を充実するためには、どのような条件を満たせばよいのか、その機能にはどのようなものがあるかを、

・**まずはこれだけでも評価して改善してみよう**　　　　　　　　　…「ベース編」
・**患者さん、スタッフ、院長の立場から見て、さらに充実して強化してみよう**
　　　　　　　　　　　　　　　　　　　　　　　　　　　　　　　…「総合評価編」

の2部で構成しました。まずは自己評価をして、改善点を見つけ出すことから始まります。

　歯科医療機能を評価する目的は、次の3点にあります。

1．歯科診療所の医療機能や医療の質を、自己評価することによって、自院の強みと弱みを明らかにして改善策を講じる。

高品位な医療サービスの構成概念

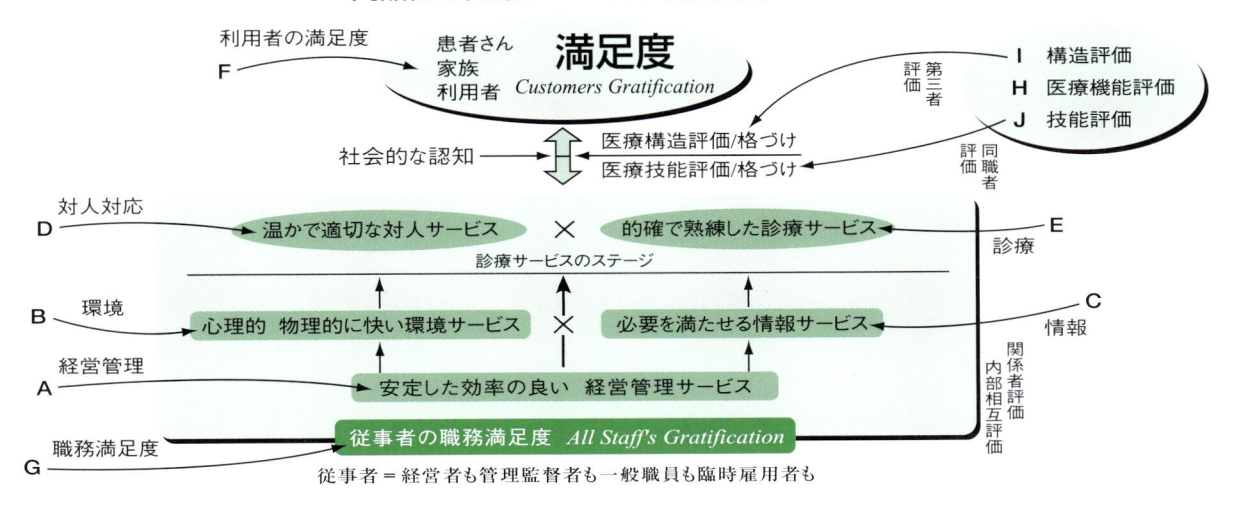

- F → 利用者の満足度 → 患者さん・家族・利用者 **満足度** Customers Gratification
- 社会的な認知 ⇔ 医療構造評価/格づけ、医療技能評価/格づけ
- 第三者評価：I 構造評価、H 医療機能評価、J 技能評価
- 同職者評価
- D 対人対応 → 温かで適切な対人サービス × 的確で熟練した診療サービス ← E 診療
- 診療サービスのステージ
- B 環境 → 心理的 物理的に快い環境サービス × 必要を満たせる情報サービス ← C 情報
- A 経営管理 → 安定した効率の良い 経営管理サービス
- G 職務満足度 → 従事者の職務満足度 All Staff's Gratification
- 関係者内部相互評価
- 従事者＝経営者も管理監督者も一般職員も臨時雇用者も

2．歯科診療所の歯科医療の質や医療機能の向上を図り、歯科医業経営管理の合理化を進める。

3．全従事者の職務満足度を高めることにより、患者さんへの診療サービス、利用者への保健サービスの満足度を高める。

　これらの目標を達成し、さらに経年的にも評価・比較し、歯科診療所の質の向上に少しでも役立てていただければ、著者一同の望外の幸せです。

　また、本書は、「診療室が変わる本」、「スタッフが変わる本　第1巻、第2巻」、「経営を安定させる歯科チーム医療」（いずれもクインテッセンス出版刊）の姉妹本であり、患者さんの満足度を上げ、より良い歯科診療所の機能を上げる理念の下に制作されたものです。

2004年4月　著者一同

　歯科チーム医療研究委員会発足以来17年余、学術的にも精神的にも支えて頂き、また筆舌に尽くせぬご指導を頂きました植木清直先生は、1995年12月27日、本研究の完成を見ずに、原案執筆中に急逝されました。本書を感謝と共に捧げます。

　また、歴代の日本歯科医療管理学会会長、編集委員長、学術大会会長ほか関係する多くの先生方には、研究発表に際しまして多大なご援助、ご協力を頂きました。深く感謝申し上げます。

目次

総論 ……………………………………………………………10

A 安定した効率の良い経営管理サービス

ベース編 ……………………………………………………18

▼

総合評価編 …………………………………………………34

B 心理的・物理的に快い環境サービス

ベース編 ……………………………………………………20

▼

総合評価編 …………………………………………………45

C 必要を満たせる情報サービス

ベース編 ……………………………………………………22

▼

総合評価編 …………………………………………………54

D 温かで適切な対人サービス

ベース編 …………………………………… 24

総合評価編 ………………………………… 64

E 的確で熟練した診療サービス

ベース編 …………………………………… 26

総合評価編 ………………………………… 72

F 患者さん・利用者の満足度

ベース編 …………………………………… 28

総合評価編 ………………………………… 80

G 全スタッフの満足度

ベース編 …………………………………… 30

総合評価編 ………………………………… 89

監修・執筆・編集者一覧

■監修
高津　茂樹（たかつ　しげき）（神奈川県・高津歯科医院院長）
橋本　佳潤（はしもと　よしじゅん）（千葉県・一橋歯科クリニック院長）

■執筆・編集
高津　茂樹（たかつ　しげき）（神奈川県・高津歯科医院院長）
橋本　佳潤（はしもと　よしじゅん）（千葉県・一橋歯科クリニック院長）
伊東　隆利（いとう　たかとし）（熊本県・伊東歯科医院理事長）
伊東　昌俊（いとう　まさとし）（神奈川県・伊東歯科医院院長）
植木　清直（うえき　きよなお）（東京都・アスノ経営管理社代表）
江田　正（えだ　ただし）（神奈川県・江田歯科医院院長）
大竹　和行（おおたけ　かずゆき）（岐阜県・大竹歯科医院院長）
片山　繁樹（かたやま　しげき）（神奈川県・片山歯科医院院長）
小林　伯男（こばやし　のりお）（東京都・小林歯科医院院長）
近藤　いさを（こんどう　いさを）（日本大学松戸歯学部附属歯科病院歯科衛生士主任）
近藤　圭子（こんどう　けいこ）（東京医科歯科大学歯学部口腔保健学科講師）
柴垣　博一（しばがき　ひろかず）（神奈川県・柴垣歯科医院院長）
関口　武三郎（せきぐち　ぶさぶろう）（神奈川県・関口歯科医院院長）
高田　晴彦（たかだ　はるひこ）（神奈川県・高田歯科医院院長）
中山　博子（なかやま　ひろこ）（国立保健医療科学院口腔保健部非常勤勤務、東京歯科衛生専門学校非常勤勤務）
橋場　友幹（はしば　とももと）（岩手県・はしば歯科医院院長）
水野　史之（みずの　ふみゆき）（北海道・あいファミリー歯科理事長・院長）
宮川　修（みやかわ　おさむ）（東京都・宮川デンタルクリニック院長）

総 論

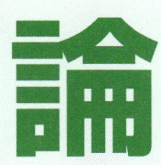

1. 医療サービスの変化は？

2. スタッフの働き甲斐とは？

3. 診療所は何を目指す？

4. 歯科医療機能評価へ

総論

1. 医療サービスの変化は？

1）社会の変化

　日本の社会は1970年代から、工業化社会、情報化社会、サービス化社会へと変化し、ものへの満足からこころの満足、こころの豊かさやゆとりのある生活へと価値観も変わってきました（図1）。

　医療においても、患者さんの生活の質や医療サービスの質を重視する方向への転換が必要になってきたことになります。

　特に、高齢者が増え、出生数が減少する少子高齢化社会と呼ばれる時代に入ると、歯科診療所の対応もまた変化せざるを得ません。

　図2にまとめたように、医療行政や社会の変化によって、健康への欲求、医療サービスへの期待、快適さや便利さへの欲求、権利意識の高まりなどにより、医療の質の向上をさらに図る必要に迫られています。

　「若年層の減少と老年層の増加」では、病気がちで不安を抱えるが通院可能な方から、看護・介護を要する寝たきりの方まで、医療サービスの依存度は段階的に大きくなってきます。「生活水準の向上、快適さ・便利さへの欲求の増大」という意味では、いつでも診て欲しい、待たされるのは嫌だ、快適で便利な施設がいい、などの要求に対応することになります。

　また、今気になるところだけ治ればいいという方から、健やかに美しく生きたいという方まで、多くの欲求の段階があります。患者さんがどの段階を望んでいるのかを確認し、それぞれの希望に応える、幅広い対応も必要となってきました。

　このように多種多様な、しかも広範囲にわたる要求に対して、歯科診療所が実施する医療サービスは、組織的・計画的に行われる必要性が生じてきました。それには、医療理念や診療方針を明確にして、歯科診療所全体の管理・運営などを総合的に検討することが大事です。そして、このような医療界を取り巻く大きな変化が、適者生存の原理として波及してきたことになります。

2）こころの豊かさ指向に応える

　「より豊かに、自分らしく」は、QOL（Quality of life）の向上であり、在宅医療の拡大ともつながってきました。

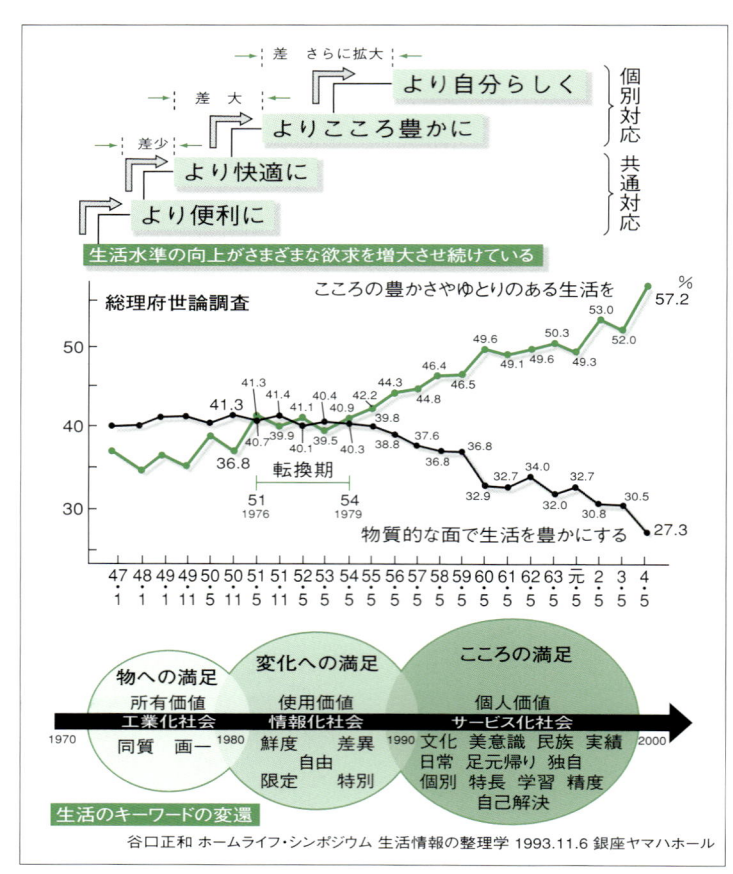

図1　こころの豊かさ指向に応える（植木）。

総 論

標準化	1. 世界的な潮流（メガ・トレンド）に乗って変わる
財政危機	2. 国家財政の危機→医療費抑制政策
高齢者社会＋少子化	3. 後期老年（75歳以上）人口は、2025年まで増え続け、2050年まで高原状態が持続する・・・ 4. 少子化が同時に進行している
生活の質を保証	5. こころの豊かさ指向が医療サービスの質を変えさせる。
情報革命	6. 情報技術が医療サービスのあり方を変える 7. 電子カルテが情報の相互共有を一気に促進

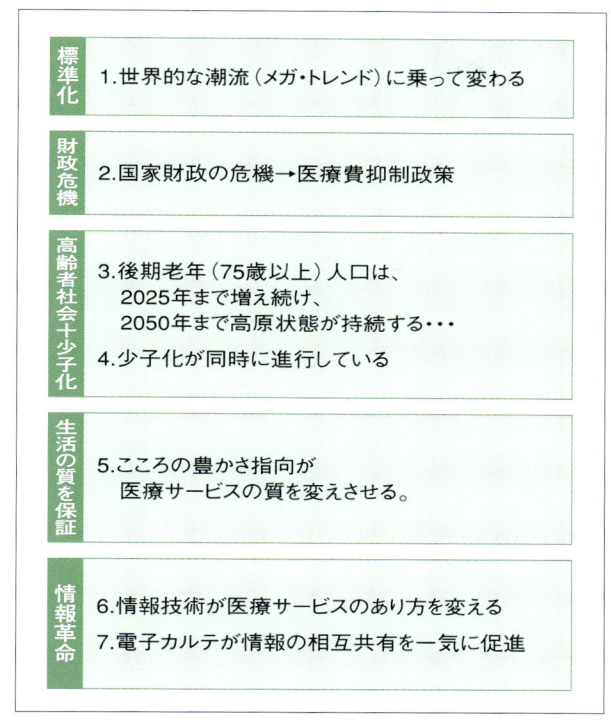

図2　医療行政、医療サービスが変わる5つの要因（植木）。

・できることなら通院したくない
　　←在宅でも治療ができる疾患か
・できるなら自宅で医療を受けたい
　　←患者さんが在宅での治療を望んでいるか
・病気中でも家族とのつながりの中で暮らしたい
　　←患者さんの家族が在宅治療を望んでいるか
・医師以外の医療スタッフにも必要に応じて訪問して欲しい
　　←在宅医療に関わるスタッフを確保できるか
・必要な時にはいつでも入院できるようにして欲しい
　　←緊急時の受け入れ先等の連携体制は十分か

このように、より快適性を求められることから、施設や環境が重視されますし、細やかで温かな対応や、適切な治療技能など多くの欲求に応える要素が増大しています。

3）患者さんの誰もが持っている権利

利用者側の権利意識の高まりにも注目する必要があります。

①いつも自分らしくありたい"人格を尊重してもらう権利"
　—いつも人らしく扱われ人らしく生きる
②自分のことは自分で知っておきたい"知る権利"
　—病状や治療について説明を受ける
③自分のことだから自分で選びたい"自分で選ぶ権利"
　—取捨選択する、同意する、拒否する
④自分のことだから自分で決めたい"自分で決める権利"
　—決定する、拒否する、しない
⑤自分だけのことだから他人には知られたくない、見られたくない"私生活と秘密保護の権利"
　—秘密を他人に知られたくない

権利に対して、義務や責任を負うという方向が確立すれば良いのですが、このような権利にも適切に対応するよう求められています。

4）患者さんや利用者とのズレ

医療者側と患者さん・利用者側とのズレも注意したいことがらです。1991年9月の日本病院会「病院に対する国民の意識調査」（外来窓口）によれば、医療者側の65％は充分に工夫して説明したと答えているのに対して、患者さんの60％は説明が不十分との意識があります。

事柄と心情、欲求のズレは、

$$\frac{事柄}{心情} \times \frac{情報}{知識}$$

で示され、事実だけの伝達ではなく、患者さんのこころの動きも推し量り、必要十分な資料を工夫して提示し、環境を整えることが大事です。

「心ここに在らざれば、聞けども聴えず」で、伝わったかどうか、理解したかどうかの確認は常に必要となります。患者さんとの目線を同じ高さにする、落ち着いた環境の中で時間をゆったり取り、分かりやすく、やさしく説明する技術や、温かな面接対応が望まれています。

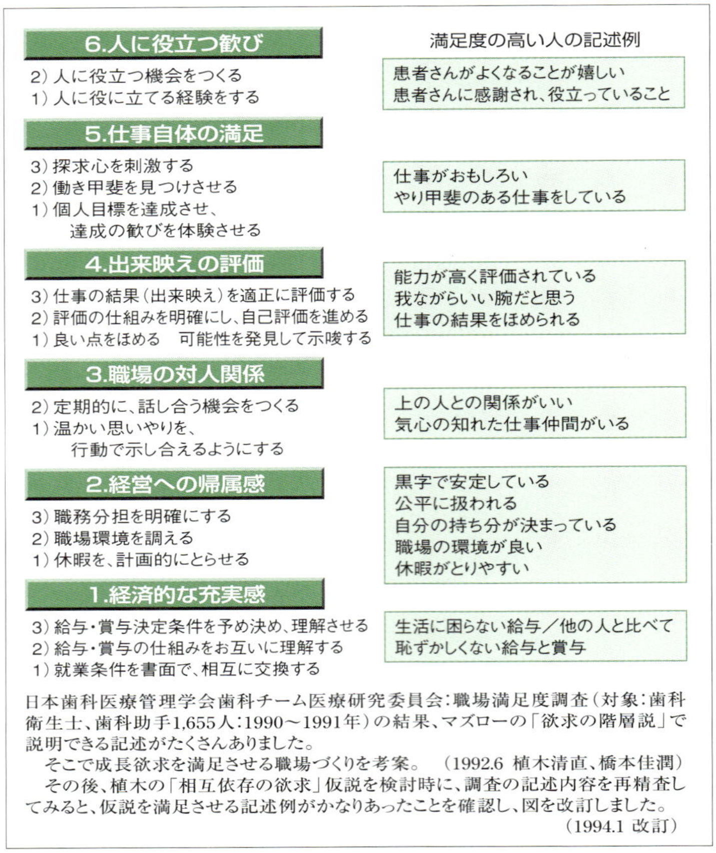

```
6. 人に役立つ歓び
 2) 人に役立つ機会をつくる
 1) 人に役に立てる経験をする

5. 仕事自体の満足
 3) 探求心を刺激する
 2) 働き甲斐を見つけさせる
 1) 個人目標を達成させ、
   達成の歓びを体験させる

4. 出来映えの評価
 3) 仕事の結果(出来映え)を適正に評価する
 2) 評価の仕組みを明確にし、自己評価を進める
 1) 良い点をほめる　可能性を発見して示唆する

3. 職場の対人関係
 2) 定期的に、話し合う機会をつくる
 1) 温かい思いやりを、
   行動で示し合えるようにする

2. 経営への帰属感
 3) 職務分担を明確にする
 2) 職場環境を調える
 1) 休暇を、計画的にとらせる

1. 経済的な充実感
 3) 給与・賞与決定条件を予め決め、理解させる
 2) 給与・賞与の仕組みをお互いに理解する
 1) 就業条件を書面で、相互に交換する
```

満足度の高い人の記述例

- 患者さんがよくなることが嬉しい
- 患者さんに感謝され、役立っていること

- 仕事がおもしろい
- やり甲斐のある仕事をしている

- 能力が高く評価されている
- 我ながらいい腕だと思う
- 仕事の結果をほめられる

- 上の人との関係がいい
- 気心の知れた仕事仲間がいる

- 黒字で安定している
- 公平に扱われる
- 自分の持ち分が決まっている
- 職場の環境が良い
- 休暇がとりやすい

- 生活に困らない給与／他の人と比べて恥ずかしくない給与と賞与

日本歯科医療管理学会歯科チーム医療研究委員会：職場満足度調査(対象：歯科衛生士、歯科助手1,655人；1990～1991年)の結果、マズローの「欲求の階層説」で説明できる記述がたくさんありました。
　そこで成長欲求を満足させる職場づくりを考案。　(1992.6 植木清直、橋本佳潤)
　その後、植木の「相互依存の欲求」仮説を検討時に、調査の記述内容を再精査してみると、仮説を満足させる記述例がかなりあったことを確認し、図を改訂しました。
(1994.1 改訂)

図3　成長欲求・存在欲求を満足させる職場づくり。

5) 医療スタッフに必要な対応

医療スタッフに必要となる対話の技能は、次の5つに集約されます。

①わかりやすく説明する技術
　…病状や治療内容、医療サービス内容、効能や副作用などを誰にでも分かる言葉、図表、模型などで説明する

②面談(インタビュー)技術
　…患者さんの言い分を引き出し、傾聴する

③カウンセリング技術
　…患者さんや家族の気持ちに寄り添い理解する

④選びやすくする技術
　…望ましいことと望ましくないことを明確にして判断への理解を助ける

⑤コンサルティング技術
　…選び方を一緒に考えて、必要があれば最善案を提示する

このような技能は、基本的な心のこもった対応として要求されています。

以上の社会の変化、患者さんの欲求の変化に対しては、医療理念や診療方針に関連する事柄です。患者さんの満足度を上げるためには、このような多くの要素に留意して、不断の努力が求められていることになります。

2. スタッフの働き甲斐とは？

歯科診療所は、患者さんに良質な医療技術を提供することが基本ですが、患者さんは診療所の全従事者の対応を目で見て体験し、診療所を判断しています。医療サービスは対人対面サービスであり、医師やスタッフの、その場面ごとでの温かで適切な応対が求められています。

1) 成長欲求・存在欲求

スタッフの職務満足度にもっとも大きな影響力を持っているのは、当然ながら院長であり、スタッフの成長をより高く安定させるには、成長の目安や目標を持った、自己動機づけの仕組みが必要です。

アブラハム・マズローの欲求段階説は、人間の欲求を理解する人間性心理学として知られる「健康な人は、働く欲求、成長欲求、達成欲求、役立ちたいことへの欲求を持つ」の考え方です。そして「チームの一員であることの喜び、うまく組織されうまく機能している組織の一員として、他の人達と一緒に共同して働くことの喜び」でもあります。マズローは、欲求の階層を

①生理的欲求
②安全と安定の欲求
③愛・集団所属の欲求
④自尊心・他者による尊敬
⑤自己実現

の5段階にしていますが、植木[29]は調査の結果から、⑤の自己実現の欲求を「成長欲求」と見て、さらに上には「存在欲求」が重要な要素であるとし、第6段階の「超自我状態、相互依存の欲求」を提示しました（図3）。

2）欲求を満足させる職場づくり

自己実現能力に働きかけ、自己動機づけを仕組みにする視点から、調査の結果を階層的に整理したものが図3です。基本的欲求は、

　①経済的な充実感
　②経営の帰属感

と解釈でき、定着要因となります。また成長要因として、

　③職場の対人関係
　④出来映えの評価
　⑤仕事自体の満足

と階層化できます。さらに、存在欲求といえる

　⑥人に役立つ歓び

となり、機能評価の「従事者の職務満足度」の項目が導かれました。

3）スタッフの働き甲斐を評価

「成長欲求を満足させる職場づくり」を安定させるには次の過程があります（図4）。

(1) 実現したい医療サービスの詳細を職務に細分

　①スタッフの業務項目を整理して、仕事の難易度によって階層化する
　②職能要件によって能力の程度を分ける
　③仕事の内容と程度によって仕事の基準を決める

(2) 自己動機づけによって満足度を高める

　①スタッフの能力に応じた階層化をしたら、能力、態度、業績を評価する
　②評価の結果を伝えて達成した満足度を促し、次の目標へと動機づける

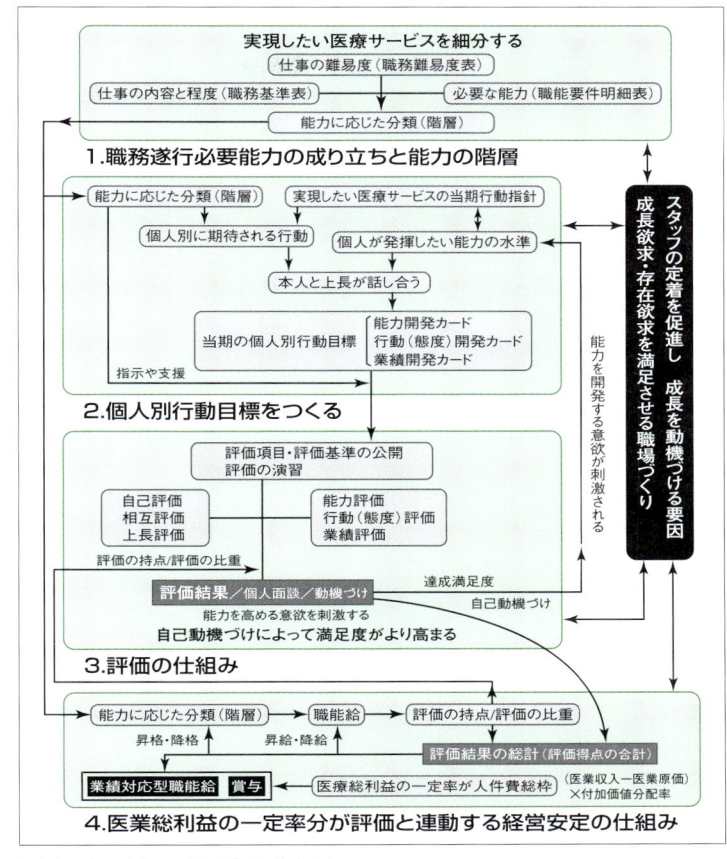

図4　歯科チーム医療の仕組み。

　③さらに能力開発への意欲を高める
　④評価の結果を能力給や賞与など処遇につなげる

定着の要因を充実し、成長の要因を刺激することによって、スタッフが働き甲斐を持てるように図ることを診療所の仕組みとしてはっきりさせます。これは、医療サービス実現の第一線にいる医療スタッフが快く働いてこそ、快い対人サービスができ、継続していくという考えからです。

3．診療所は何を目指す？

1）基本は人財

「高品位な医療サービス」とは、時と場所を選ばず、「より豊かに、より自分らしく」「快く生きたい」と考えている患者さんの要求に的確に応え、期待に添える、満足度の高い医療サービスです。これを実現するためには、次の基本要素が相関し

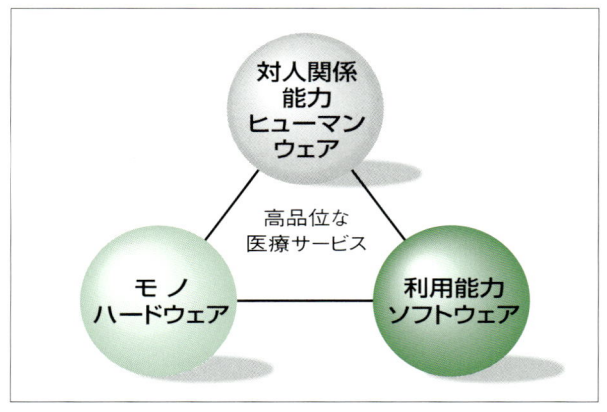

図5 高品位な医療サービスの基本要素（植木）。

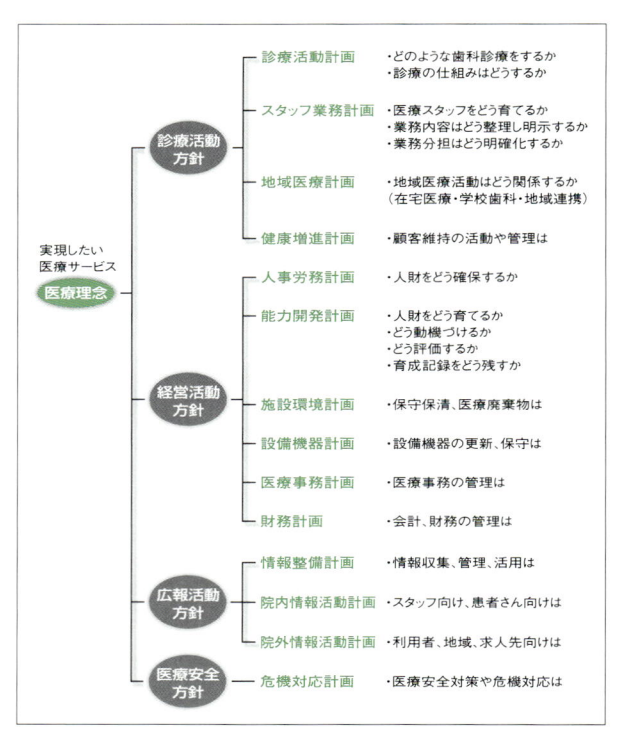

図6 実現したい医療サービスを具体化する。

ています（図5）。

第1はモノ（ハードウエア）です。

医療サービスを実現する場として、その程度を左右する建物や設備、装置や機器、材料など種々のモノの品質や性能です。

第2は利用能力（ソフトウェア）です。

モノの品質性能を最大限に引き出せる利用技術、知識や情報などです。

第3は対人関係能力（ヒューマンウェア）です。

医療サービスを実現するための人と人の関係技能、対人サービス技能です。これらの3者を統合し、最善の状態がいつでも実現できるように関係づけるのは、かかわる人財の能力であり、患者さんの気持ちに対応する対人関係能力がもっとも要求されてきます。

ここで人財とは、生産やサービスのための一つの要素という見方ではなく、能力のある、役立つ重要な存在の人を人財と呼んでいます。適切に鍛練され、熟成されることにより人財となります。

2）チーム医療

歯科医療は歯科医師一人の技術や能力だけでは、もはや不十分であり、歯科医療チームとしての総合的な技能が要求されます。

多様化した要望を持つ患者さんに対応し、満足度を高めるためには、前項で述べたようなチーム医療の考えをできるだけ取り入れることが望まれます（図4）。

職務遂行に必要な能力を分類して明示し、個人別の行動目標を作ります。一定期間の後に結果を評価し、成績などに応じた給与の仕組みをはっきりさせて、働きに応じた処遇を考えます。この際、リーダーである院長とメンバーであるスタッフの好ましい条件を、もう一度振り返ってみます。

3）実現したい医療サービスを具体化する

診療所はどのような医療を目指すのかを整理します（図6）。

医療理念、診療方針の他に、経営方針やそれらに関係する広報の方針、危機管理・医療安全の方針も経営に関する大事な要素です。各方針にそって歯科診療所が運営され、永続することによって、患者さんの安心や信頼が増していきます。

従事者の職務満足度は、能力開発、公平な処遇、仕事に対する意識の高まりなどを通じて、患者さ

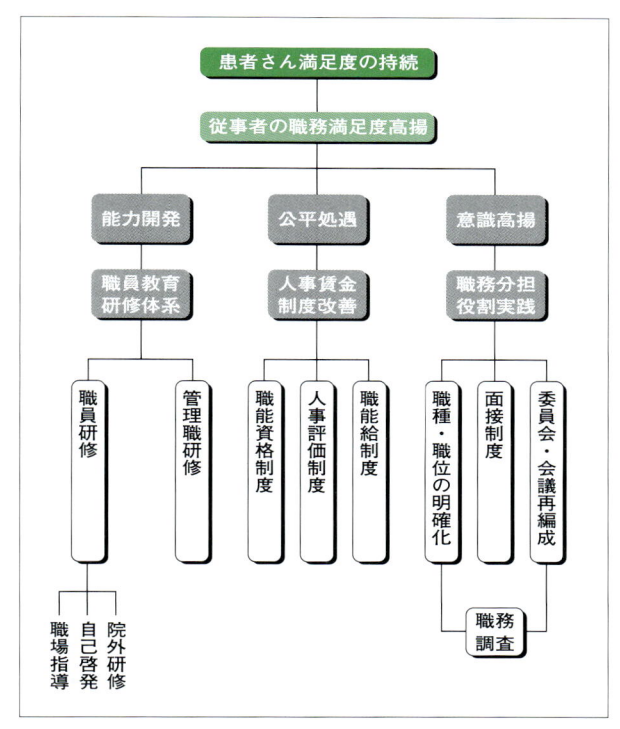

図7 患者さん満足度、全従事者満足度は仕組みで維持する（植木）。

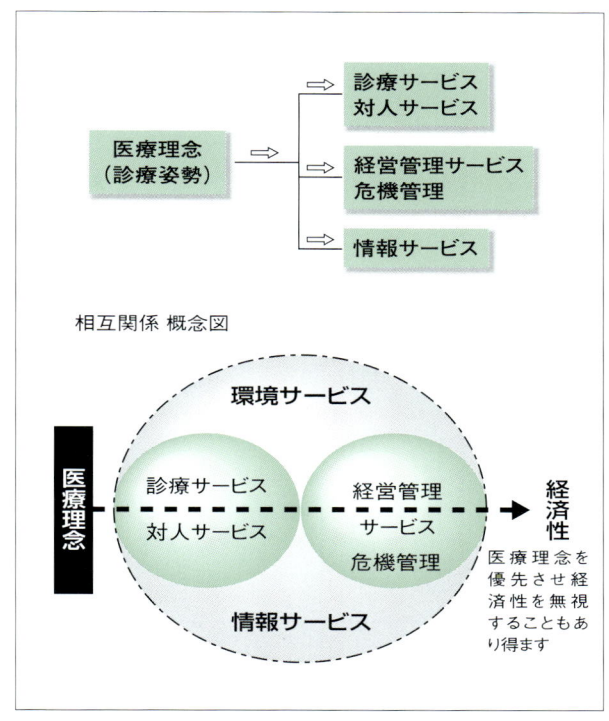

図8 医療理念を展開できる組織づくり。

んの満足度へと波及します。それぞれ関係した要素を挙げてありますので、参考に取り入れてみてください（図7）。

次に、この医療理念を系統だった具体的な医療サービス行動に置き換える作業をします（図8）。医療理念は、診療サービス、経営管理サービス、情報サービスの三つの側面から捉えます。医療理念が具体的であればあるほど、医療サービス行動は、はっきりと描きやすくなるでしょう。相互の矛盾が少なくなり、その効率も高くなります。

4. 歯科医療機能評価へ

患者さんの満足度を高めるためには、すべての職員の満足度を高めることが前提です。そして、この両者が矛盾なく並立する状態が必要です。
　①歯科医療スタッフの成長
　②歯科医療スタッフの職務満足度
　③患者さん、利用者の満足
　④歯科診療所経営の安定

の課題は相互に深く絡み合っていますので、いずれか1つだけを強化しても、全体のバランスがとれなければ良い成果があがりません。各個に検討したり、1つだけの課題が充実するように図るよりも、総合的に評価した上で重点的に強化することが必要です。

歯科診療所の機能を評価する目的は、大きく次の3つに集約できます。
①歯科診療所の医療機能や医療の質を評価することにより、診療所の強みと弱みが明らかになる
②歯科診療所の歯科医療の質や医療機能の向上を図ることにより、管理運営の合理化が進められる
③スタッフの満足度を高めることにより、患者さんへの診療サービス、利用者への保険サービスの満足度を高める努力目標とする

この3つの目的に添って、歯科診療所の機能を整理すると、次の7つの領域に分けられます。

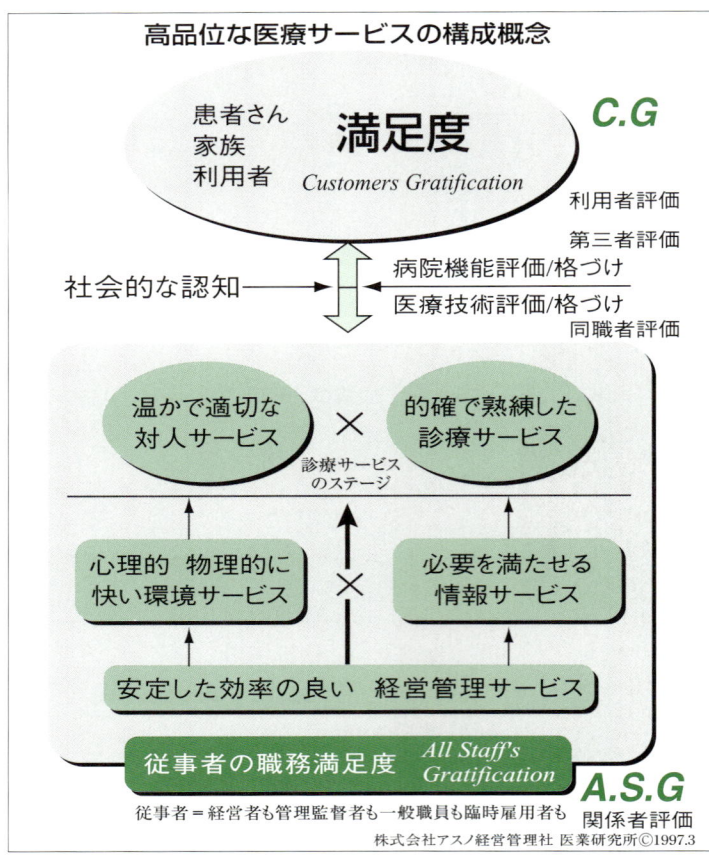

図9 質が評価されるこれからの医療サービス。

①経営管理サービスの仕組みとその安定度
②心理的、物理的に快適な環境サービス
③患者さんや家族の必要性を満たせる情報の必要度の収集、加工管理、提供状態や地域との関わり方
④温かで適時適切な対人サービスの実現度
⑤的確で熟練した診療サービスの診療分野別、専門分野別の実施状態または歯科診療指標による状態把握
⑥患者さんや家族、利用者の満足度と、地域住民など関係者からの期待度と充足度
⑦経営者、管理監督者、一般職員をも含めた全従事者の職場満足度

であり、このような7つの領域に分けたのは、次の理由からです。

1. 患者さんや利用者の満足度は、快くいきいきと対応するスタッフに左右されやすい
2. 歯科診療所の全従事者による患者さんへの対応が快適に行われるには、全従事者の職務満足度の高さに左右されやすい
3. 全従事者の職務満足度は次の事柄が相互に関わっている
   ①経営効率の良い安定した経営が行われている
   ②物理的、心理的に働きやすい環境と、労働条件が確保されている
   ③必要な情報が十分に提供できる仕組みが整っている
   ④温かで適時適切な患者さんや利用者の対人応対が提供できる
   ⑤熟練した的確な診療が行われている

これらを総合すると、質が評価されるこれからの歯科医療サービスの機能は図9のように整理されます。

この7つの領域について、次の章から1つずつ具体的にとりあげます。

評価する項目は多くありますが、どれが重要でどれが不要ということはありません。

医療理念や診療方針に基づいて、診療所の機能をふりかえり、望ましい質の高い歯科診療所へと改善し維持してください。

ベース編

A　安定した効率の良い経営管理サービス

B　心理的・物理的に快い環境サービス

C　必要を満たせる情報サービス

D　温かで適切な対人サービス

E　的確で熟練した診療サービス

F　患者さん・利用者の満足度

G　全スタッフの満足度

A 安定した効率の良い経営管理サービス

ベース編

診療所の運営全般を評価します。診療所の基本理念や診療方針を、関係するすべての人々に理解していただくことが大切です。

労務、スタッフ教育、医療事務、器材管理、経営の分析と対応、医療安全対策など、多くの課題があります。それぞれを整理して機能を充実してください。

質問

	YES	NO
①医療理念がありますか？	1	0
②診療方針をスタッフが周知していますか？	1	0
③全職員の業務分担を、明確にしていますか？	1	0
④機器設備の点検を行っていますか？	1	0
⑤診療機器の購入などは計画的ですか？	1	0
⑥薬品や材料は、計画的に購入していますか？	1	0
⑦診療記録などの管理システムができていますか？	1	0
⑧外注記録を整理していますか？	1	0
⑨月間の決算を確認していますか？	1	0
⑩就業規則がありますか？	1	0
⑪スタッフには必要に応じて研修をさせていますか？	1	0
⑫医療安全のための対策を具体的に行っていますか？	1	0

total

解説

① 院長がどのような診療を行いたいかを表現します。診療所全体の行動をはっきりさせるために、具体的に書いて明示します。

② 診療方針を具体的に示すことにより、何をどうするか、スタッフの目的意識がしっかりします。
　まず、先生の得意としている分野を列記し、それをまとめて診療方針を作ります。

③ 医療理念を実現させるには、機能的に運営する組織作りが大切です。
　診療所の組織を整理して、組織図を作り、職務分担や、責任・権限の範囲を決めておきます。

④ 機器設備などは、業者との定期契約による保守が必須となります。そのために、すぐに連絡が取れる仕組みが重要です。
　常時、機器すべてが安全で快適に運用できるよう、定期的点検を計画し、表にしておくとよいでしょう。

⑤ 診療機器備品には、耐久年数があります。毎年、診療機器の新機種は続々と出ています。医療理念に基づいた診療が常に実行できるよう、診療機器の購入は計画的に考えておきます。

⑥ 薬品や材料などは、種類、数が多く、購入方法や購入先によって価格にも差があります。管理台帳を作り、決められた担当者のもとで、重複や無駄のない在庫管理をすることが経営には大切です。

⑦ できれば専任の受付をおき、電話接遇や事務管理をすることが必要です。いつでも診療記録などが取り出せる仕組みを作ると効率的です。

⑧ 技工物などは、外注記録に基づき計画的に処理します。急な変化にも対応できるようノートや台帳を作って管理します。

⑨ 歯科医院を永続的に維持管理するためには、財政の面での知識を持ち、計数を把握することが必要です。経年的変化を見て経営分析を行い、対策を講じる努力が大切です。最低でも各月の収支や、人件費・材料費・技工費割合を把握しておきましょう。

⑩ 就職から退職に至る条件を規則として整備して、働きやすい職場づくりを図ります。
　勤務時間、休日、有給休暇、給与・賞与規定などを整備し、スタッフが快く働ける環境を作ります。ただし、規則だけでは、人は動いてはくれません。

⑪ スタッフも、診療で行き詰まることがあります。自身の今までの反省と、さらなる向上心を持たせるためにも、勉強会に出席させて、刺激を受けさせることが大切です。
　サービス業には、快い接遇も基本です。専門機関の接遇セミナーを受け、接遇を身に付けることも大切です。接遇は、スタッフの財産にもなり、患者さんの信頼も増すでしょう。

⑫ 最近、診療上での医療事故にかかわる訴訟問題が多くなっています。医療保険に入ることはもちろんですが、医療安全に関しては、予防や、起こったときの対応が必要です。指導・訓練、器具・薬品の整備、近隣の医療機関との連携、歯科医師会への連絡方法もしっかり作っておきます。

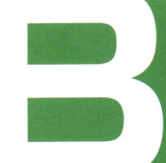

B 心理的・物理的に快い環境サービス

ベース編

患者さんは受療にあたり、医療従事者の対応と、診療行為を直接体験することになります。そのときの診療所の評判や通院のしやすさなどが選択基準ともなります。
患者さんの欲求は、より便利にから、より豊かに、より自分らしく、より快適へと増大します。ここでは患者さんに選んでもらえる診療所として、どのような環境を提供できなければならないかを整理します。

質問

	YES	NO
①患者さんが通院しやすいような交通手段を考慮していますか？	1	0
②診療所の場所は、わかりやすくなっていますか？	1	0
③診療所の方針、案内などは、わかりやすく表示してありますか？	1	0
④待合室は、患者さん層に合わせた工夫がされていますか？	1	0
⑤診療所は、落ち着いた雰囲気ですか？	1	0
⑥騒音や不快音が気にならないように工夫していますか？	1	0
⑦医療機器は定期的な保守管理をしていますか？	1	0
⑧施設の保守管理計画を作っていますか？	1	0
⑨医療廃棄物は正しく管理・処理していますか？	1	0
⑩火災事故、盗難など、緊急時の対応システムを作っていますか？	1	0
total		

解説

①患者さんが通院するためには、交通手段やアクセスの良さが必要です。これらは、その地域性（住宅地であるとか、オフィス街であるとか）で変わりますし、対象となる患者さんによっても異なりますので特性をいかすよう配慮します。

②診療所の場所が、どのような患者さんに対しても、わかりやすいことが大切です。ただ単に看板があるとか、案内図があるというだけでなく、建物自体も見やすくわかりやすく工夫します。

③診療所内に、診療方針や診療案内、パンフレットなどを備えます。また、スタッフ全員が職種入りの名札を付けるなど、患者さんにその診療所の方針を知ってもらうことにより、安心感を持ってもらうことができます。

④入口、待合室の広さや雰囲気を演出します。トイレ、化粧室なども常に清潔な状態にしておきます。また、患者さん層に合わせて子どものプレイルームや、雑誌をそろえることも一案です。

⑤患者さんに安心してもらうために、絵画や環境映像等を使うと、居心地がよくなります。観葉植物や生花などは、香り効果も手伝って、より快適になります。これらは定期的に変えるようにします。

⑥BGMはとても重要で、騒音や不快音を消すだけでなく、落ち着いた感じにし、より良い雰囲気を作りだすことができます。医院側の趣味で選ぶより、騒音に感じられないよう、患者さん層、地域性に合わせます。

⑦医療機器の定期的な保守・管理をしていないと、診療を安全かつ円滑に行うことができません。ユニット、レントゲン機器、滅菌機器などは、常に整備されていて、故障にすぐ対応できるようにマニュアルや連絡先を整備します。

⑧施設全体が安全に機能することが大切です。エアコンのクリーニングなどの定期的な保守・保全や改装もサービス業には必須です。特に改装は高額となりますので、業者の選定や予算化など充分な計画が必要です。

⑨診療所から出る廃棄物はすべて産業廃棄物であり、非感染性のものと感染性のものに分別します。医療廃棄物の処理には特に注意します。それぞれ法律で定められた管理および処理法があり、適切な業者を選ぶことをお勧めします。

⑩事故対策のために、消火器の整備や非常口の明示は必須です。保安や災害時のマニュアル整備も必要です。安全のための予防や対応策を検討し、訓練研修も行います。

C 必要を満たせる情報サービス 〈ベース編〉

良質な歯科診療を提供するために、情報サービスは不可欠です。情報サービスは、大きく分けて情報収集、情報管理、情報提供の3項目に分類整理されます。

ここでは、「歯科診療所にとって必要な情報とは何か？」「そのために必要なシステムとは何か？」など、どのような条件を満たせば、歯科診療所の機能として十分なのかをチェックします。

質問

	YES	NO
① 初診時から終診後まで、患者さんの話を十分聴いていますか？	1	0
② 再初診の時、必要な診療情報を直ちに取り出せますか？	1	0
③ 学術情報は、診療に反映していますか？	1	0
④ 診療録開示の要請に対応する受け入れ準備がありますか？	1	0
⑤ スタッフ、医療従事者としての守秘義務を常に教育していますか？	1	0
⑥ 法的な掲示をしていますか？	1	0
⑦ 治療計画を患者さんに説明していますか？	1	0
⑧ 自院の機能・主張を対外的に知らせる仕組みがありますか？	1	0
⑨ 掲示・掲載した広告は、法的に正しく規則を守っていますか？	1	0
⑩ 専門医への紹介が必要な場合は、速やかに対応していますか？	1	0

total

解説

① 診療の基本は、患者さんの話を十分に聴くことです。初診時、治療中、治療が終わってからもしっかり対応し、余裕を持って十分な診療時間を約束します。予診票、問診票などは、必要な項目を盛り込んで作っておきます。

② 診療情報（診療録、X線写真、口腔内写真など）は、区分整理して保存します。無意味に保管するのではなく、すぐに利用できる整理方法を検討します。患者さんごとに番号をつけ、一括してファイルする方法が簡便です。

③ 保存された診療情報、学術情報は、目的に応じて整理し、すぐ活用できるようにファイリングしておきます。必要な時にすぐ出せることが大切です。

④ 診療録の開示は時代の流れです。必要に応じて開示の義務が生じます。日常から開示に耐えられるような必要かつ十分なカルテ記載を心がけて、図表や書類も整備しておきます。

⑤ 情報は、原則として必要以外は守秘が義務づけられています。スタッフ全員が厳格に守秘義務を自覚していなければなりません。ブリーフィング、ミーティング、医局会などで機会をとらえては教育しておきます。

⑥ 法的に定められている患者さんへの情報提供（管理者、診療歯科医師、診療日、時間）は不可決です。受付または待合室に分かりやすく表示します。

⑦ 患者さんに対しては、必要かつ十分な情報提供が求められています。文書にすることで、より正確に伝えることができます。自院の診療方針に基づいた書式を、全員で考えて作るとよいでしょう。スタッフ教育にも役立ちます。

⑧ 院外への情報提供の第一は、自院の主張を的確に知らせることです。盛り込む内容は、管理者、診療歯科医師名、診療日と時間や案内図の他に、医療理念、診療方針、専門や特徴、院長やスタッフの紹介などがあります。

　ワープロやパソコンで自作したり、小冊子やホームページも考えます。これも全員で検討することをお勧めします。

⑨ 広告・宣伝は、現状では医療関係にはある程度の規制がかけられています。規制緩和の方向に向かっていても、法の遵守は原則です。

⑩ 自院で対応できない場合は、速やかな紹介・対診などが必要となります。そのための連携先を準備しておかなければなりません。連携が遅れた場合、責を負う時代に入っています。

　連絡先や担当医、連絡方法や書式、担当者など、整理しておきます。

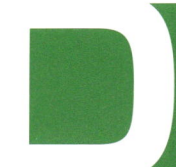

D 温かで適切な対人サービス

ベース編

歯科診療所での対人応対の目標は、温かで適時適切な対人サービスを患者さんに提供することです。対人サービスは、どこで、どのようなとき、だれが、だれに、どのように応対しているかということになります。これは、コミュニケーションをとるときの言葉づかい、話し方、話の内容、そのときの態度、環境などで評価されます。

質問

	YES or NO	
① 全スタッフは、医療人としてふさわしい外見をしていますか？	1	0
② 職種を表したネームプレートを付けていますか？	1	0
③ 社会人、医療人としてふさわしい言葉づかいをしていますか？	1	0
④ 話し方が一本調子になっていませんか？	1	0
⑤ 患者さんが受付に見えたとき、先に挨拶をしていますか？	1	0
⑥ 電話はゆっくりと明るい声で話していますか？	1	0
⑦ 患者さんを誘導する前に、名前と治療内容を確かめていますか？	1	0
⑧ 初めての患者さんには、自己紹介をしていますか？	1	0
⑨ インフォームド・コンセントをきちんと得るようにしていますか？	1	0
⑩ 歯科医師とスタッフとの応対は、患者さんに安心され信頼されるようなやりとりをしていますか？	1	0

total

解説

① 人とコミュニケーションをとるときには、第一印象が信頼の第一歩となります。それには、服装、髪型、化粧、爪、靴、靴下、アクセサリーなどに気を付けます。表情も明るく爽やかに訓練しましょう。

② 患者さんに歯科医師、歯科衛生士、歯科助手などの職種を知ってもらうことは、業務に対する取り組み方が伝わり、安心してもらえることになります。名前は姓名が基本です。同じ名前で親しくなることもあります。顔写真をつけるのも一案です。

③ 学生言葉ではない、正しい敬語を使っている、不安や恐怖心を抱かせない、心を傷つけない、専門用語を使わないなどがポイントになります。また、明るく気持ちのいい返事も大切です。

④ 大切な言葉は、抑揚をつけ、ゆっくり話し、語気を強めたり、際立たせる必要があります。また、一音一音がはっきり聞こえるように、語尾が下がらないようにします。日頃も練習しましょう。

⑤ 患者さんが受付に見えたときは、手を休め、患者さんの目を見て挨拶をします。このとき患者さんの顔の表情や、色艶、目つき、動作、声の調子などを観察し、その日の身体のようすに合わせた言葉を添えるようにします。

⑥ 電話に出たら、こちらから先に挨拶して名乗り、相手の名前を復唱し、確認します。また、メモ用紙やノートをそばに置き、すぐメモがとれるようにしておきます。

⑦ 待合室の患者さんは姓名で呼び、挨拶をします。治療内容から、その日の患者さんの気持ちを察し、きちんと顔を見て、患者さんとの距離、向き、視線、声の大きさなどを考え、挨拶して誘導します。

⑧ 初めての患者さんに医療面接をするときは、まず自己紹介をします。歯科衛生士は歯科医師が紹介するか、本人が自己紹介をするようにします。

⑨ 主訴と、主訴以外の問題点があれば、そこを認識しているか、ていねいにうかがいます。また、診査した結果や病状などについて説明し、検査の必要があれば、同意を得てから行います。検査や診断の結果も説明します。さらに治療計画をわかりやすく説明し、十分に理解・納得してもらったうえで、患者さんの意思で治療方法を選択してもらいます。

　また、その日の診療前、診療中、診療後の説明も忘れないようにします。

⑩ 歯科医師の指示、依頼、命令に対して気持ちのよい返事をし、すぐ行動できるようにします。また、患者さんの前でスタッフを叱らないようにしたり、もし注意したりするときは、言い方に気を付けるようにします。「はい・ほう・れん・そう(返事、報告、連絡、相談)」がキーワードです。

左タブ: A 経営管理 / B 環境 / C 情報 / D 対人 / E 診療 / F 利用者満足度 / G 従事者満足度

的確で熟練した診療サービス
ベース編

　的確で熟練した診療サービスは、歯科医療の根幹で、知識、技術、態度の能力が必要とされます。しかし、歯科医師の質の問題、チーム医療の認識の問題、倫理上の問題、医療の質と経済性の問題などに、いまだ明快な回答が得られていない現在、総合的な評価を下すことは困難です。したがって、ここでは診療の質を評価するのではなく、どのような診療を提供できるかを評価します。

質問

	YES	NO
① 診療の基本的な考え方や診療の仕組みを整理していますか？	1	0
② 医療理念、診療方針などを明示していますか？	1	0
③ 患者さんの同意を得たうえで、必要かつ十分な診査をしていますか？	1	0
④ 患者さんの満足を得られる適切な診療を行っていますか？	1	0
⑤ 診療は計画的に行っていますか？	1	0
⑥ 生涯を通じた健康づくりに必要な予防管理を行っていますか？	1	0
⑦ 診療方針に基づいた情報を提供していますか？	1	0
⑧ 患者さんが安全に無理なく実行できる機能回復の手助けを行っていますか？	1	0
⑨ 地域の人から信頼された歯科医療活動を整備・運用していますか？	1	0
⑩ 全スタッフの教育研修や評価を適切に実施していますか？	1	0

total ☐

解説

①②適切な診療を行うためには、院長の医療に関する考え方や診療の基本姿勢など、医療理念を成文化して患者さんやスタッフに提示することが大切です。

自分が行いたい医療の理想を具体的にわかりやすく簡潔な文章にします。この医療理念に基づいて診療所の機能を体系化し、スタッフ全員に周知させます。役割分担をはっきりさせ、院長の望む歯科医療が実行できるように組織全体を系統化します。診療所の体系図も作ってみましょう。

③診査・診断の結果を患者さんにわかりやすく説明し、計画的な治療を無理なく行うことが医療の基本です。

的確な診断のためには、必要かつ十分な診査が必要です。このためには、症例に応じた必要な診査を整理し、規格化・標準化してあることも大切です。

これらの診査は、患者さんの負担にならないように留意し、よく説明することや、患者さんが選択したうえでの同意が求められます。

④患者さんの期待と、実際に行われた診療の過程や結果との差が満足か不満足かに分かれます。

歯科医療サービスを提供するときの要素（技術的、人間関係的、アメニティ的）や、患者さんの価値観に合わせた診療を考えます。

⑤治療計画に基づいた予防処置と、疾病予防に対する指導や教育も望まれています。これには歯科診療所をあげてのチーム医療の考え方が必要で、歯科医師はじめスタッフ全員の協力が不可欠です。適切な診査と、安全を考慮した計画的で確実な治療や予防、術後管理が求められます。

⑥健康に対する自己責任の重要性が指摘されています。健康への生活習慣、疾病の予防や早期発見に対してよく説明をしておき、積極的な医療への参加が望まれています。

必要な情報を提示し、患者さんの選択が可能となるような健康指導にも積極的に取り組みましょう。

⑦顎口腔系の異常は、さまざまな機能低下を引き起こすことがあります。治療方針に沿って、必要な資料を整えます。適切な情報を伝え、相談にのる体制も作っておきましょう。

⑧十分な診査のうえで、患者さんが無理なく安全に義歯の使用法や咬み合わせの訓練などに取り組めるよう、機能回復支援を目指すことが望まれます。

⑨地域の人に安心や信頼を与えられる歯科医療が望まれています。高齢社会を迎えて、健診や在宅診療、講演、口腔管理などの需要の変化にどう対応できているかがポイントとなります。

⑩患者さんに対する医療サービス向上の面からも、医院経営の面からも院長の自己研鑽やスタッフの研修・教育助成は欠かせません。

スタッフの技能レベルに合わせた教育や評価の仕組みを作ります。

患者さん・利用者の満足度 （ベース編）

　患者さんや家族、利用者が、受療にあたって直接体験するのは接遇・応対です。しかし、患者さんの満足度に影響する要素は、診療環境や必要な情報など歯科診療所のすべての機能が総合的に関わっています。

質問

	YES	NO
① 診療所案内は、初めての方にもわかりやすいように工夫していますか？	1	0
② 高齢者や障害者に対する配慮をしていますか？	1	0
③ 待っている患者さんへ配慮をしていますか？	1	0
④ 診療所の医療理念、スタッフの名前、略歴、資格等の表示を待合室にしてありますか？	1	0
⑤ 治療の方法や写真などを待合室に掲示してありますか？	1	0
⑥ ユニットをはじめ、機械器具は滅菌、消毒などをして、清潔ですか？	1	0
⑦ 全スタッフは、いつも誠意ある態度で接していますか？	1	0
⑧ 診療の技能を高めるために努めていますか？	1	0
⑨ インフォームド・コンセントをきちんと得ていますか？	1	0
⑩ 治療を終えた患者さんに対して、リコール等の術後管理の仕組みがありますか？	1	0

total

解説

①診療所案内を誰にでもわかりやすくすることは第一条件です。たとえ駅前でもわかりにくい場合がありますし、また路地裏でも案内次第ではとてもわかりやすくなります。特に電話などでの説明はマニュアルを作っておくことが大切です。

②高齢化社会が確実に進んでいます。高齢者、身障者に対応するのでしたら、器機や環境を整備したり、スタッフ教育も必要です。

③待合室で待っている患者さんへは、動作を見たり声をかけるなどの気配りが必要です。雑誌や本なども自院の患者層に合わせたものを用意します。待ち時間への工夫が必要です。

④表示することによって、患者さんの親しみや理解を深め、安心して受療してもらえることになります。協力も得やすくなります。

⑤歯科診療所で患者さんが不安な点の一つに、費用があります。治療方法や治療後の様子が説明されたファイルが待合室にあれば、それだけでも信頼感が生まれます。

⑥歯科の診療室は外科の手術室と同じです。消毒、滅菌は基本中の基本です。それが患者さんにはっきりとわかるように工夫することも必要です。

⑦医院の医療理念がスタッフ全員に周知されているかが問われます。折に触れて、患者さんへの誠意ある応対を教育・研修し、徹底する努力をし続けましょう。

⑧歯科医学は歯科医師の技量が患者さんに即、判断されてしまいます。常に研修を怠らず、得意の分野を持ち、他院と違うことを知ってもらうことも大切です。不得手を補うことも大切ですが、得意な分野を伸ばす方が効果的です。

⑨患者さんの言葉に耳を傾ける努力をしましょう。こちらの治療方針を的確に伝える努力も大切ですが、9割聞いて、1割話すことも考えます。医療面接の研鑽も大切です。

⑩患者さんが最終的に「この医院を選んできて良かった」と実感するにはどうしたらよいかを考えましょう。患者さんがかかりつけの歯科診療所として来院するための仕組みを、全スタッフで検討するとよいでしょう。

G 全スタッフの満足度 〈ベース編〉

患者さんの満足度を高めるためには、直接的にアプローチするさまざまな方法があります。ここでは、間接的なアプローチとして、スタッフの満足度について考えます。スタッフ全員が働き甲斐を感じ、快く働いて満足していることが基盤となり、患者さんの満足度を上げることになります。

今回、全スタッフについて考えていただくため、院長自身の項目も掲げました。

質問

	YES	NO
① 勤務時間、休日など労働体系を明確にしていますか？	1	0
② 健康保険や労働保険（雇用保険）に加入しているなど、福利厚生を整えていますか？	1	0
③ 毎月決まった日にきちんと給与を支払っていますか？	1	0
④ 安全性の高い設備が整っていて清潔な診療室ですか？	1	0
⑤ 院長はしっかりとした医療理念を持って診療に取り組んでいますか？	1	0
⑥ 院長はどの患者さんにも同じ態度で接していますか？	1	0
⑦ 院長はスタッフを公平にまた適切に指導していますか？	1	0
⑧ 歯科医療という仕事に誇りを持つことができ、働き甲斐のある職場ですか？	1	0
〈院長への質問〉 ⑨ 医院は経営的に安定していますか？	1	0
⑩ 院長の診療理念に基づき、目指す歯科診療サービスが実現できていますか？	1	0

total

解説

① スタッフにとって仕事は生活の一部であり、一日の大半を診療所で過ごすことになります。勤務時間や休日などの区別をきちんとしていることで自分自身の時間を作ることが可能となります。労働環境を整備することで、仕事への意欲も湧き、医院への貢献も大きくなると思われます。

② スタッフも人間である以上、何が起こるかわかりません。自分の健康、将来に不安があっては良い仕事はできません。このような福利厚生は、法的に権利を守られていることなので、雇用者は最低限の義務を遂行しなければなりません。

③ 仕事に対する報酬を受け取ることは働く者の権利であり、いい加減な給与体系では長く定着してもらえません。額の大きさではなく、こういう場合にはこう、というように経営者側、雇用者側双方が納得できる給与・賞与の基準体系を作っておく必要があります。

④ 感染などの危険性のある医療現場にとって、設備がきちんと整っていることは必須です。スタッフの健康に対する配慮が重要となります。

⑤ 歯科医院経営にとって、医療理念をはっきりと打ち出して診療にあたることは、スタッフにとっても患者さんにとっても重要なことです。院長とスタッフがチームを組んで診療するために、目標となる医療理念を徹底しておきましょう。

⑥ 院長が患者さんごとに態度を変えているようでは、スタッフはついてきません。自費の患者さん、保険の患者さんの区別なく、態度はいつも同じであることがスタッフにとっての信頼につながります。

⑦ スタッフごとに態度を変えると贔屓にされていない者はされている者に対して憎しみを持つようになります。スタッフ間や医院内の雰囲気を悪化させないためにも、どのスタッフにも公平に接し、向上するように働きかけることが大切です。

⑧ 自分自身にとって、仕事が楽しく、やり甲斐がないと長く続けることができません。また、患者さんに対してもそんな態度が出てしまいます。医療サービスという言葉があるように、奉仕の精神が重要ですが、奉仕することを幸せに感じることで長続きすると思われます。

⑨⑩ ここは、経営者(院長)が、自分や自分の医院がどうありたいかを考えます。患者さんやスタッフが満足しても、院長に満足感が不足しているようならば、経営の安定、技術の向上、スタッフの教育や評価など、一つずつ充実させるように努めましょう。

総合評価編

A　安定した効率の良い経営管理サービス

B　心理的・物理的に快い環境サービス

C　必要を満たせる情報サービス

D　温かで適切な対人サービス

E　的確で熟練した診療サービス

F　患者さん・利用者の満足度

G　全スタッフの満足度

A 経営管理

A 安定した効率の良い経営管理サービス

総合評価編

　経営管理は、歯科医療の質をより向上させ、維持させるためにも、歯科診療所の機能全般に関する重要な項目といえます。安定した効率の良い歯科診療所の経営や運営を確実にしていくためには、院長の医療理念や診療方針を、診療所にかかわるすべての人に理解してもらい、組織の体制作りを図り、機能的に運営していくことが望まれます。

　ここでは、経営や組織の効率的な運用に関係することがらを整理し、そのなかで特に、経営管理上基本的な部分をチェックします。

質問

A-1 理念と経営

①医療理念は、文書でスタッフや利用者などに明示していますか？
　3＝はい　2＝スタッフだけに示している　1＝文書にしていないが伝えている　0＝いいえ

score

②経営計画を立てていますか？
　3＝はい　2＝おおまかなものはある　1＝時々作っている　0＝いいえ

score

A-1 total score

A-2 診療方針

①医療理念に基づいた診療方針を、文書で明示していますか？
　3＝はい　2＝簡単にはしている　1＝文書化していないがある　0＝いいえ

score

②個々のスタッフに短期の到達目標を設定させていますか？
　3＝はい　2＝おおまかに行っている　1＝まれに行う　0＝いいえ

score

A-2 total score

A-3 組織

①スタッフの業務分担、権限、責任範囲などすべてを明確に文書化していますか？
　3＝はい　2＝大体決めてある　1＝一部決めてある　0＝いいえ

score

総合評価編

②組織を運用するための事業計画や予算を作っていますか？　score

3＝はい　2＝おおまかに決めてある　1＝まれに決めている　0＝いいえ

A-3 total score

A-4 施設環境

①施設環境の保守・管理・改善などは計画的に検討していますか？　score

3＝はい　2＝おおまかに検討している　1＝まれに行う　0＝いいえ

②施設は定期的に整備・改修していますか？　score

3＝はい　2＝時々行う　1＝まれに行う　0＝いいえ

A-4 total score

A-5 設備機器

①設備機器の購入計画がありますか？　score

3＝はい　2＝おおまかにある　1＝一部ある　0＝いいえ

②使用中の設備機器の説明書を整理していますか？　score

3＝はい　2＝大体整理してある　1＝一部整理してある　0＝いいえ

A-5 total score

A-6 物品購入

①消耗材料の購入は台帳をもとに整理、管理していますか？　score

3＝はい　2＝高額の商品はしている　1＝時々検討する　0＝いいえ

②薬品材料の在庫は整理していますか？　score

3＝はい　2＝ほぼ実施している　1＝必要時に行う　0＝いいえ

A-6 total score

A-7 医療事務

① 診療録などはいつでも出せるように管理していますか？
3＝はい　2＝5年間分は出せる　1＝3年間分は出せる　0＝いいえ
score

② 情報提供書、領収書などの帳票が適切に管理されていますか？
3＝はい　2＝大体整理してある　1＝保存はしてあるが整理していない　0＝いいえ
score

③ 保険請求事務の統計管理を経年的に行っていますか？
3＝はい　2＝必要なところだけ行っている　1＝時々行っている　0＝いいえ
score

A-7 total score

A-8 業務外注

① 発注業務別記録をきちんと管理していますか？
3＝はい　2＝必要なところだけ行っている　1＝時々行っている　0＝いいえ
score

② 外注業務の納期、質、価格管理を行っていますか？
3＝はい　2＝特定業務によっては実施　1＝一部は実施　0＝いいえ
score

A-8 total score

A-9 会計・財務

① 帳簿を適切に管理していますか？
3＝はい　2＝重要なものは行う　1＝必要に応じて行う　0＝いいえ
score

② 月間、年間の決算を把握分析していますか？
3＝はい　2＝ほぼ実施している　1＝決算書だけ見ている　0＝いいえ
score

③ 財務諸表をもとに経営改善を行っていますか？
3＝はい　2＝時々行う　1＝まれに行う　0＝いいえ
score

④ 納税計画を立てて的確に運用していますか？
3＝はい　2＝おおまかには行っている　1＝必要に応じて行う　0＝いいえ
score

A-9 total score

A-10 人事労務

① 人事・労務の計画がありますか？　score

3＝はい　2＝おおまかなものはある　1＝必要に応じて作る　0＝いいえ

A-10 total score

A-11 人財

① 教育の仕組みが整っていますか？　score

3＝はい　2＝大体整えてある　1＝一部整えてある　0＝いいえ

② 能力や業績などの評価の仕組みが整っていますか？　score

3＝はい　2＝大体整えてある　1＝一部整えてある　0＝いいえ

A-11 total score

A-12 顧客管理

① 対人サービスへの基本的な仕組みがありますか？　score

3＝はい　2＝大体整えてある　1＝一部整えてある　0＝いいえ

② 来院顧客の統計分析などを行っていますか？　score

3＝はい　2＝おおまかに行っている　1＝一部行っている　0＝いいえ

A-12 total score

A-13 一般管理（その他の管理）

① 診療所で行う行事予定を把握していますか？　score

3＝はい　2＝大体している　1＝一部している　0＝いいえ

② 地域歯科医師会の行事に参加していますか？　score

3＝はい　2＝ほぼ参加している　1＝たまに参加している　0＝いいえ

A-13 total score

A 経営管理 | B 環境 | C 情報 | D 対人 | E 診療 | F 利用者満足度 | G 従事者満足度

A-14 情報活動

①情報基盤整備計画がありますか？
3＝はい　2＝大体ある　1＝少しある　0＝ない

score

A-14 total score

A-15 医療安全

①医療上の事故や天災・人災の安全対策がありますか？
3＝はい　2＝大体ある　1＝一部だけある　0＝いいえ

score

②緊急時の対応策はありますか？
3＝はい　2＝大体ある　1＝一部だけある　0＝いいえ

score

③事故処理への対応策は整備してありますか？
3＝はい　2＝重要なものはある　1＝少しある　0＝いいえ

score

④地域災害時に、歯科医療機関としての協力体制がありますか？
3＝はい　2＝大体ある　1＝少しある　0＝いいえ

score

A-15 total score

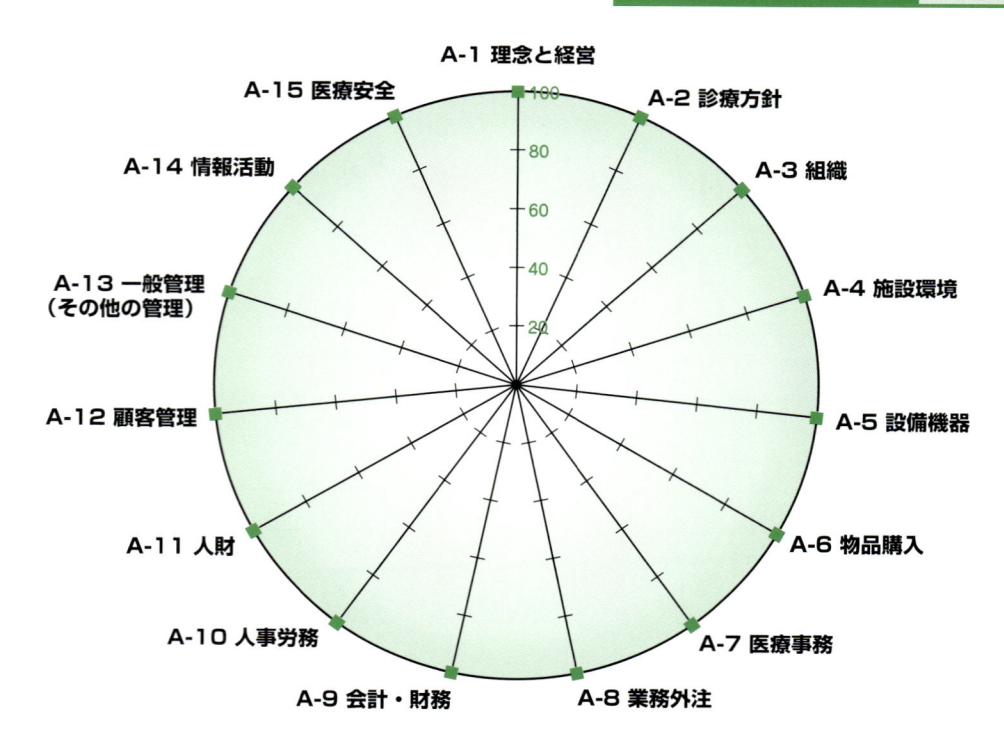

（レーダーチャート：A-1 理念と経営、A-2 診療方針、A-3 組織、A-4 施設環境、A-5 設備機器、A-6 物品購入、A-7 医療事務、A-8 業務外注、A-9 会計・財務、A-10 人事労務、A-11 人財、A-12 顧客管理、A-13 一般管理（その他の管理）、A-14 情報活動、A-15 医療安全）

項目	A-1 理念と経営	A-2 診療方針	A-3 組織	A-4 施設環境
3	個×3＝	個×3＝	個×3＝	個×3＝
2	個×2＝	個×2＝	個×2＝	個×2＝
1	個×1＝	個×1＝	個×1＝	個×1＝
0	個×0	個×0	個×0	個×0
評価	$\dfrac{合計点}{2項目\times3}\times100=$ ％	$\dfrac{合計点}{2項目\times3}\times100=$ ％	$\dfrac{合計点}{2項目\times3}\times100=$ ％	$\dfrac{合計点}{2項目\times3}\times100=$ ％
項目	A-5 設備機器	A-6 物品購入	A-7 医療事務	A-8 業務外注
3	個×3＝	個×3＝	個×3＝	個×3＝
2	個×2＝	個×2＝	個×2＝	個×2＝
1	個×1＝	個×1＝	個×1＝	個×1＝
0	個×0	個×0	個×0	個×0
評価	$\dfrac{合計点}{2項目\times3}\times100=$ ％	$\dfrac{合計点}{2項目\times3}\times100=$ ％	$\dfrac{合計点}{3項目\times3}\times100=$ ％	$\dfrac{合計点}{2項目\times3}\times100=$ ％
項目	A-9 会計・財務	A-10 人事労務	A-11 人財	A-12 顧客管理
3	個×3＝	個×3＝	個×3＝	個×3＝
2	個×2＝	個×2＝	個×2＝	個×2＝
1	個×1＝	個×1＝	個×1＝	個×1＝
0	個×0	個×0	個×0	個×0
評価	$\dfrac{合計点}{4項目\times3}\times100=$ ％	$\dfrac{合計点}{1項目\times3}\times100=$ ％	$\dfrac{合計点}{2項目\times3}\times100=$ ％	$\dfrac{合計点}{2項目\times3}\times100=$ ％
項目	A-13 一般管理（その他の管理）	A-14 情報活動	A-15 医療安全	
3	個×3＝	個×3＝	個×3＝	
2	個×2＝	個×2＝	個×2＝	
1	個×1＝	個×1＝	個×1＝	
0	個×0	個×0	個×0	
評価	$\dfrac{合計点}{2項目\times3}\times100=$ ％	$\dfrac{合計点}{1項目\times3}\times100=$ ％	$\dfrac{合計点}{4項目\times3}\times100=$ ％	

解説

A-1 理念と経営

医療理念を作り、それを実現するための具体的な経営計画や運営の管理方針を立てて、定期的な検討がされている必要があります。

①医療理念は、院長が実現しようと思う歯科医療の理想像であり、到達するための道筋も考慮された具体的な言葉で文書化されて診療所内外にも示されるとよいでしょう。これは、診療所の医療姿勢を示すことになるし、職員だけでなく、患者さん・家族・利用者に評価していただく基準を示すことにもつながるからです。簡潔にわかりやすく表現します。

②経営全般に関して分析し、短期（1年）、中期（3年）、長期（5年）の経営計画を立てて、定期的に検討します。収支の計数を経年的に把握します。経営コンサルタントなどの専門家の助言も考えます。

A-2 診療方針

①医療理念に基づいた診療方針が整理され、実施するための具体的な目標が全職員に周知徹底されている必要があります。医院全体が目標に向かって進む姿勢が大切です。まず得意な分野を充実するよう図ります。

②患者さんや利用者の期待に応え、啓発や満足度を上げるうえでも、診療の質を向上させるための活発な意見交換が行われる機会を持ちたいものです。院内勉強会をすることもお勧めします。

そして個々の人が目標を立て、何を、いつまでに、どのような方法で行うか院長と個別に定期的な面談をすることが有効です。自己動機付けを行い、さらに技能の向上を目指す意識です。評価したこの結果を昇給や賞与に反映させると良いでしょう。

A-3 組織

①医療理念を実現するためには、それを運営するための組織が必要であり、体系化された組織図を作り、職務分担や位置付けを示します。

診療所の機能が有効に発揮されるためには、スタッフの業務分担と責任や権限の範囲を明確にすることが、職員間の連携からも必要です。少ない人数だからこそ担当を決めます。また、担当者が休んだときの対応も決めます。スタッフの能力レベルによって基準化します。

②組織を有効に運用するために、何を、いつまでに、誰が担当して、どのように進めてゆくか計画し、必要な予算を考えます。教育、環境整備、機器の充実など、新規計画は医局会で全員参加の下に実行することが大切です。

A-4 施設環境

①よりよい歯科医療を提供するためには、施設や環境を整備する仕組みがあり、機能的に運用されている必要があります。医療施設には清潔度がもっとも重要ですが、利用者が受療しやすい細かな配慮や、安全性をも考慮した計画的な設備改善などは、医療サービスの基本的な姿勢ともいえます。毎日、毎月や一定期間の点検項目も図表にしておきます。

②安全や効率的な運用のためにも定期的に改修し、整備するよう、予算と共に実施計画を立てておきます。改装は10年前後を目安に考えます。業者の選定や工事日程にも十分な配慮が必要です。

A-5 設備機器

①設備や機械・器具に関しては、診療方針に沿って十分検討され、計画的に購入し、安全に使用し保守されている必要があります。それぞれ担当者を決めて、計画的な購入や保守保全を行うと共に、使用にあたっては安全に留意することや稼動状況を把握（使用していない機器は廃棄か再検討。診療形態の変化に応じて対応）して快適に利用したいものです。

②新人が入って来ても、設備機器が安全に使えるよう、説明書はきちんと整理し、運用マニュアルを作ります。誰でもその効用を知って確実に使用できるように整備しておきます。
さらにいつ、どこから、いくらで購入し、機能はどうかも記入しておきます。

A-6 物品購入

①薬品や材料などは、症例や経過によって使い分ける必要があり、その種類は多くなりがちです。また、新製品の研究も怠ることはできません。担当者を決めて、購入計画を立て、予算化しておきます。材料仕入れは収入の８％以下が目安です。

②現在では、在庫を多く抱える必要はありません。＋１（プラスワン＝予備は１個）がよいでしょう。このためにも、物品購入計画と台帳が必要で、パソコンでの管理も有効です。
担当者が価格や購入先を検討し、材料についても定期的に見直します。

A-7 医療事務

①医療事務は、国民皆保険制度の中では、診療所の運営や経営に影響する大きな要素です。診療録、X線写真は５年間の法定保管義務があります。管理するだけでなく、いつでも利用できるようにファイリングします。

②領収書、会計明細書、情報提供書、技工指示書などの資料は、いつでも取り出せるように、項目別、月別、年度別にファイルします。

③レセプトは提出時、返戻時に担当者がチェックします。また、医療事務の教育や、経年的な統計処理は大切です。保険点数改定の際には、確実に対応できるよう整備します。

A-8 業務外注

　経営効率の改善のためには、一部の業務を外部に委嘱することも必要となってきます。外部への委嘱業務は、これまでは技工業務が主でしたが、受付業務、医療事務、歯科衛生指導などの派遣や、院内清掃、レセプト書き、福利厚生、定期健康管理などの種々の業務の外部発注も視野に入れて考えてもよいでしょう。外注技工料は収入の12％が平均です。

①外注の運営計画を立て、業務別記録を整備して定期的にチェックします。
②質・価格・納期などは複数の候補を比較し選択することも大切です。

A-9 会計・財務

　診療所を維持管理するためには、財政の知識を持ち、計数を把握することが大切です。また、常に経営分析を行い、経営改善の努力を続けることが望まれます。特に、収入と所得との関係、可処分所得の管理、未収入金の回収、借入金の返済、必要経費、税務や生計費など多くの不得意な事柄を理解しましょう。

①会計や財務は院長が大略を把握し、担当者に実務を任せるとよいでしょう。帳簿はきちんと管理し、日計表や原価にも目を通してください。
②毎月の決算から経営分析を行い、経営改善に役立てます。月間単位、年間単位の収支決算から経営分析を行います。診療報酬、原価（材料費、外注技工料）、経費（借入金利、家賃、人件費、減価償却費、専従者給与など）、粗利益、所得税、住民税、可処分所得などの分析は継続的に必要です。
③財務諸表を読めるような研修も大切です。確定申告書、損益計算書、賃貸対照表などと共に、住民税納付通知書、事業用借入金返済予定表、生命保険支払明細書なども分かるように整備します。特に経費の増減の原因を把握して解決策を講じます。
④納税に関しては、資金繰りにも影響しますので、計画的に進めます。いざとなって慌てないように注意しましょう。年間納税計画の一覧表を把握し、予定納税も活用します。歯科医師会、学会、研究会など決まっている会費の納入も付け加えておきます。

A-10 人事労務

　診療所の経営効率を向上させるためには、全職員が働きがいを持って意欲的に働ける組織が機能的に運営されていることが望まれます。

①採用から退職に至るまでの一連の仕組みが整い、仕事の質を高めるための教育が図られ、過程や結果が適切に評価され、成果が公平に還元される職場でありたいものです。人を雇うためには「労働基準法」は一読を要します。採用についての手順や書類、教育計画と結果の確認、就業条件の整備、働きに応じた給与・賞与体系、円満に退職する条件の整備など多くの課題を１つずつ整備しましょう。

A-11 人財

　能力のある、人に役立つ熟成度の高い人を「人財」と呼びます。事務系の人事労務計画と共に、診療系の職員育成・評価・待遇も併せて明確にしましょう。

①現在のスタッフのレベルはどの程度でしょう。診療所の戦力になってもらうために、どのような技術、能力、知識を望みますか。そのためには、仕事の内容や程度を整理して、いつまでに・何ができるようになったら良いかを伝えます。教育マニュアルや院内・院外の研修体制を作り、教育方法や場所や機材も考えます。また、教育セミナーに参加してもらったら、必ず医局会で報告するようにして、全員で知識や技能を共有し伸ばしていきます。当期の個人別行動目標を書くことは大事です。
②仕事の分担がはっきりして、適切な教育計画や評価した結果から、さらに能力開発が行われ、公平に待遇する仕組みを整備します。評価する内容は、仕事の質や量・貢献度などの業績、規律性・動作・意欲・チームワークなどの行動、知識・技能・判断力などの能力です。評価する時期も3ヵ月ごと、半年ごとと決めて伝えます。

A-12 顧客管理

　利用者に、紹介の依頼活動をするなどの新規顧客の開拓・獲得、現在利用者の継続、固定化や永続化など必要な条件を整備します。顧客満足度を上げるためには全職員が参画することです。

①医療はサービス業です。サービス業の基本的な考え方や対応、情報の運用と、提言や意見・苦情などに対応できる体制を整えます。電話応対、窓口応対などメモを作る、マニュアル化するなどと共に、トレーニングの機会も必要です。特に一人一人の価値を認めた個客サービスが大切となります。
②地域の人口、収入などと共に、患者さんの性別、年代、職業、家族構成などの情報を整理し、患者台帳を作ります。通院圏や紹介率、再診率、処置内容と経過、平均点数など、必要と考えられる項目を整理して実績を見ます。

A-13 一般管理（その他の管理）

　歯科診療所の効率的な運営に必要な一般的管理事項は、スタッフの働きやすい環境条件を整えるうえでも対外的にも大切です。診療所全体の管理・運営に関することを整備します。

①診療所に関する全ての原価を把握すること、対外的な行事を計画的に進めることは、診療以外の診療所の運営には大事なことです。計画的に進めるなど、診療以外の一般的な管理や運営を検討します。掃除、洗濯、保守保清、備品管理などのいわゆる雑務も担当者が処理するように整備します。
②歯科診療所は、社会的な責任と義務があります。少なくとも地域歯科医師会の行事には参画し、地域に貢献することが基本でしょう。行事にはスタッフと共に参加する体制も整えます。

A-14 情報活動

　診療所を機能的にかつ円滑に運営するためには、基本的な情報の整備と共に、内外に情報を発信し収集する活動があり、総合的に計画し活用することが望まれます。

①必要な情報を、適時適切に必要な対象へ伝達するためには、情報収集と情報の管理が必要であり、これらは今後より大切な機能となります。情報に関しては項目C（P.54～）を参照してください。ここでは情報の基盤を整備する計画があり、経営活動に生かす工夫を考えます。

A-15 医療安全

①事故は、起こさないような予防、起きてからの対応、事後の処理があります。診療上の人的事故に対してはもちろんのこと、患者さん・利用者やスタッフとのトラブル、施設・機器に関してや天災に対しても、異常事態回避の対策には日頃から留意しなければなりません。まず、事故を起こさない予防対策が大切です。

　ヒヤリとした、ハットした（ヒヤリハット）事例を全員が検討し、ミスを事前に防止するよう、全員が知恵を共有して予防マニュアルを作りましょう。定期的に見直し、机上演習や行動訓練も必要です。盗難、地震や火事などの天災や多くの要素を整理します。台風で看板が落下して人・物に損傷を与えた例もあります。器具や機械の定期的な保全整備、緊急時の役割分担や連絡先の整備も必要です。

②意思決定、現場の対応、対外関係・情報処理の三つの機能があり、本来はそれぞれの責任者が必要ですが、小規模の歯科診療所では院長一人が対応せざるをえません。スタッフの役割分担をはっきり決め、事故対応マニュアルも整備します。金銭的な負担も大きいので、必要な保険には加入しましょう。医師賠償責任保険、所得保障保険、店舗総合保険、火災保険、地震保険などがあります。

③事故に関することは、ただちに処理する必要があります。人命や人権を尊重し、早期に解決する誠意が最重要です。日頃から信頼関係を築くこと、真摯に誠実に最善を尽くす努力をすること、患者さん本位に考え、医療の質の保持向上に努めることが最悪の事態を円満に解決する道です。歯科医師会の事故処理機関も相談相手として大切です。対人、対物、院内、院外それぞれについて整備します。

④医療機関として診療所内だけではなく、地域への義務もあります。地域災害への協力体制もまた大切な機能です。

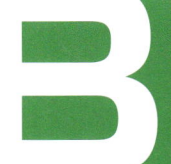

総合評価編

B 心理的・物理的に快い環境サービス

総合評価編

　患者さんは診療を受けるにあたり、診療所をどのように選んでいるのでしょうか。診療内容が優れていることはもちろんですが、心理的にも物理的にも快い環境が整備されていることも必要です。

　それにはまず、診療所の情報（場所・時間帯・利用しやすさ）の提供が必要となります。次いで、診療所内の雰囲気（設備や内装に関するもの、スタッフに関するも の、診療に関するものなど）作りが大切です。また、診療機器を整備し、それらを維持していくための保守・管理も大切です。さらには、医療廃棄物の管理や処理を適切に行うこと、災害や事故に対応するシステムも必要となります。

　ここではそれらを心理的・物理的に快い環境サービスとして、7つの項目に分けて評価します。

質 問

B-1 交通・情報・地域周辺および建物

① 通院しやすいよう、交通の便などに配慮していますか？　　score
　3＝はい　2＝ほぼしている　1＝一部している　0＝いいえ

② 診療所の場所が看板や案内図などでわかりやすくなっていますか？　　score
　3＝はい　2＝大体わかるようになっている　1＝ややわかりにくい　0＝いいえ

③ インターネットのホームページ、雑誌、情報誌などで医院の案内をしていますか？　　score
　3＝はい　2＝ほぼしている　1＝一部している　0＝いいえ

④ 診療所の入口は、入りやすいですか？　　score
　3＝はい　2＝ほぼ良い　1＝一部不備がある　0＝いいえ

B-1 total score

B-2 診療所内

① 電話応対の感じは良いですか？　　score
　3＝はい　2＝ほぼ良い　1＝やや難がある　0＝いいえ

② 通院しやすいように診療日や時間帯を工夫していますか？　　score
　3＝はい　2＝ほぼ良い　1＝やや不足　0＝いいえ

左側タブ: A 経営管理 / B 環境 / C 情報 / D 対人 / E 診療 / F 利用者満足度 / G 従事者満足度

③ 診療内容がわかる資料は多く用意してありますか？ score
3＝はい　2＝大体ある　1＝一部ある　0＝いいえ

④ 診療日時、休診日、担当医師、スタッフ名・職種などをわかりやすく表示していますか？ score
3＝はい　2＝大体している　1＝一部している　0＝いいえ

⑤ スタッフ全員が、職種入りの名札を付けていますか？ score
3＝はい　2＝大体している　1＝一部している　0＝いいえ

B-2 total score

B-3 施設

① 待合室は、患者層に合わせた工夫をしていますか？ score
3＝はい　2＝大体している　1＝少ししている　0＝いいえ

② トイレ、化粧室などは、清潔ですか？ score
3＝はい　2＝大体保清している　1＝一部不備がある　0＝いいえ

③ 患者さんの手荷物、コート、傘などを置く場所がありますか？ score
3＝はい　2＝大体ある　1＝少しある　0＝いいえ

④ 患者さんに合わせた雑誌は、定期的に取り替えていますか？ score
3＝はい　2＝大体している　1＝時々している　0＝いいえ

⑤ スリッパは定期的に取り替えていますか？ score
3＝はい　2＝大体している　1＝時々している　0＝いいえ

B-3 total score

B-4 快適性

① 診療所は、居心地が良い空間にしてありますか？ score
3＝はい　2＝大体してある　1＝少ししてある　0＝いいえ

② 待合室は、落ち着けるように工夫していますか？ score
3＝はい　2＝大体してある　1＝少ししてある　0＝いいえ

③診療所の照明は必要に応じて工夫していますか？ score

3＝はい　2＝大体している　1＝一部不備がある　0＝いいえ

④騒音や不快音が気にならないように配慮していますか？ score

3＝はい　2＝大体している　1＝少ししている　0＝いいえ

⑤空調・換気は常に配慮していますか？ score

3＝はい　2＝大体している　1＝少ししている　0＝いいえ

B-4 total score

B-5　材料、機器・施設の保守管理、改装計画

①ユニットやX線撮影などの機器は、整備していますか？ score

3＝はい　2＝大体している　1＝あまりしていない　0＝いいえ

②使用する材料・機器は、適切な滅菌処理がされていますか？ score

3＝はい　2＝大体している　1＝あまりしていない　0＝いいえ

③情報処理機器が有効に活用されていますか？ score

3＝はい　2＝大体している　1＝あまりしていない　0＝いいえ

④定期的に診療室の保守・保清をしていますか？ score

3＝はい　2＝大体している　1＝あまりしていない　0＝いいえ

B-5 total score

B-6　医療廃棄物の管理・処理

①医療廃棄物は分別して管理していますか？ score

3＝はい　2＝大体している　1＝少ししている　0＝いいえ

②医療廃棄物を適切に処理していますか？ score

3＝はい　2＝大体している　1＝一部不備がある　0＝いいえ

B-6 total score

B-7 事故防止対策

①消火器、避難器具などは常備されていますか？ **score**
3＝はい　2＝大体している　1＝一部している　0＝いいえ

②災害時や不慮の事故が起きたときの対策を整えていますか？ **score**
3＝はい　2＝大体ある　1＝一部ある　0＝いいえ

③診療所の安全対策ができていますか？ **score**
3＝はい　2＝大体ある　1＝一部ある　0＝いいえ

④診療所の防犯に配慮していますか？ **score**
3＝はい　2＝大体している　1＝一部している　0＝いいえ

B-7 total score

総合評価編

項目	B-1 交通・情報・地域周辺および建物	B-2 診療所内	B-3 施設	B-4 快適性
3	個×3=	個×3=	個×3=	個×3=
2	個×2=	個×2=	個×2=	個×2=
1	個×1=	個×1=	個×1=	個×1=
0	個×0	個×0	個×0	個×0
評価	$\dfrac{合計点}{4項目 \times 3} \times 100 =$ ％	$\dfrac{合計点}{5項目 \times 3} \times 100 =$ ％	$\dfrac{合計点}{5項目 \times 3} \times 100 =$ ％	$\dfrac{合計点}{5項目 \times 3} \times 100 =$ ％

項目	B-5 材料、機器・施設の保守管理、改装計画	B-6 医療廃棄物の管理・処理	B-7 事故防止対策	
3	個×3=	個×3=	個×3=	
2	個×2=	個×2=	個×2=	
1	個×1=	個×1=	個×1=	
0	個×0	個×0	個×0	
評価	$\dfrac{合計点}{4項目 \times 3} \times 100 =$ ％	$\dfrac{合計点}{2項目 \times 3} \times 100 =$ ％	$\dfrac{合計点}{4項目 \times 3} \times 100 =$ ％	

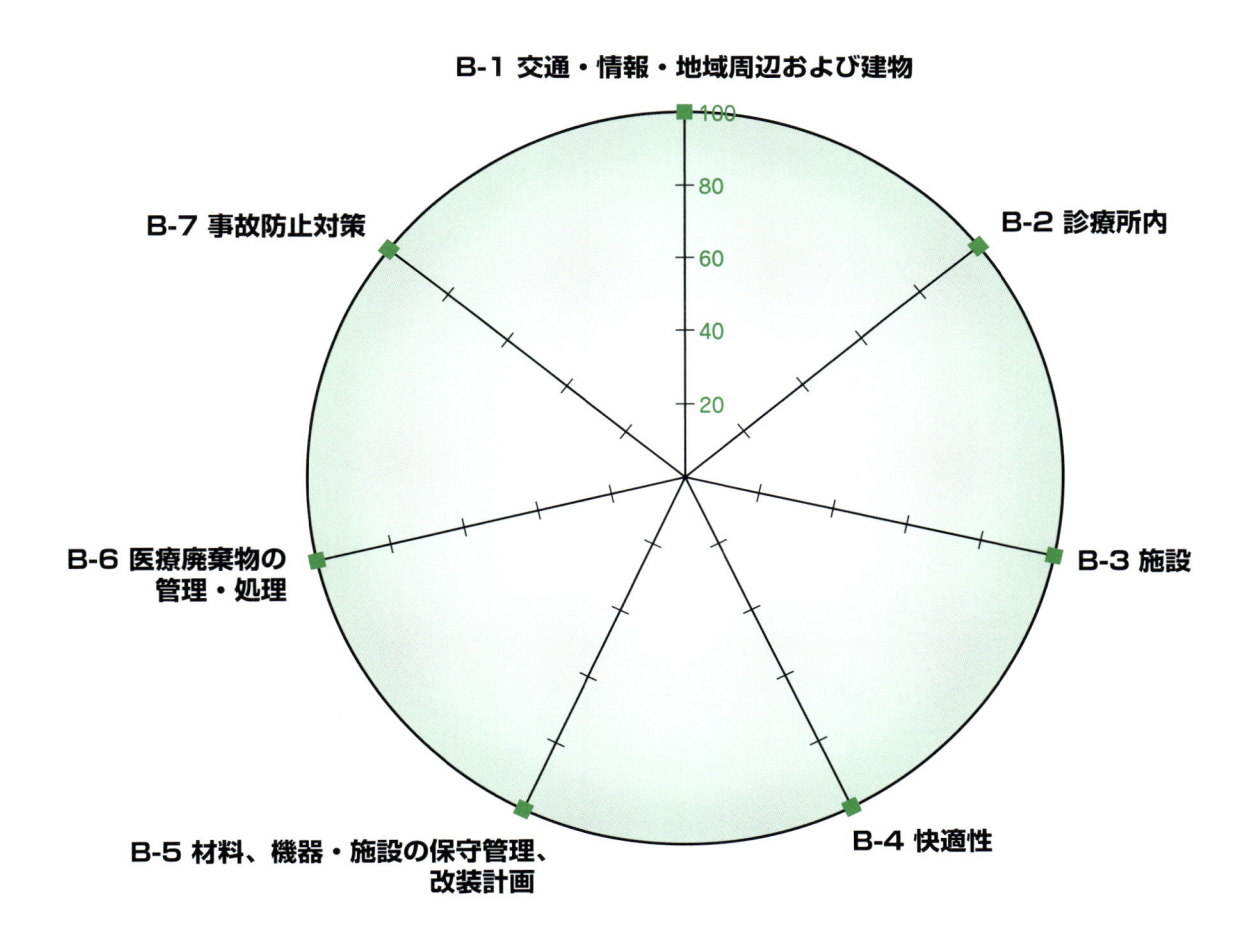

解 説

B-1 交通・情報・地域周辺および建物

- 交通：患者さんが通院するためには、その交通手段や利便性が重視されています。これは、診療方針、診療内容や地域性（住宅地、オフィス街など）、対象となる患者さんによっても異なりますが、大切な要素です。
- 情報：通院するには、まず、その診療所の情報が必要です。診療所は、その場所が看板や案内図などでわかりやすく説明してあり、情報を得やすい工夫がされている必要があります。
- 地域周辺および建物：診療所の周辺が、実際に通院しやすい環境にあるかもポイントです。テナントならばそのビルの印象が、一戸建てならばその雰囲気が、診療所に適しているかどうかということと、身障者、高齢者にも利用されやすい配慮をしているかを見直してみてください。

①患者さんが来院する大きな理由の一つが、家や仕事場から近い（便が良い）ということのようです。診療所の立地にもよりますが、予約の時点でも来院の方法をわかりやすく伝えます。駐車場や駐輪場は十分な広さと安全性が望まれます。

②初診の患者さんにとっては、聞くだけではわかりにくい場合があります。看板、案内図は患者さんがスムーズに来院できる大きな要素であるため、ぜひ設置してほしいものです。また、看板、案内図は、文字だけでなく、デザインや色彩をわかりやすく工夫します。

③最近は、インターネットや雑誌の情報を利用して歯科診療所を選ぶ患者さんが増えています。診療所のホームページを持つことは、自院の場所を知ってもらうだけでなく、医院の理念や診療方針など、幅広い情報を提供することができる優れた媒体です。プリントできるような工夫も考えます。

④初診時には、患者さんはかなりの緊張感を持つものです。そのため、診療所の入り口はできるだけ大きく開放的な方が一般的には入りやすいでしょう。また、ある程度中の様子が見えたほうが、患者さんに安心感を与えることができます。町並みやビル街などで、入り口がわかりにくい状況にある場合には、特に工夫が必要です。

B-2 診療所内

患者さんが診療を受ける際は、安心して診療にかかれるような環境の整備が大切です。電話応対の教育や、診療の理念や方針などの案内をわかりやすく伝える配慮も大切です。

①応対の基本を習得することはもちろんですが、診療所の雰囲気や特徴がでるような応対ができればさらによいでしょう。また、常に患者さんの気持ちになって応対するよう、日頃からスタッフの研修や指導をしましょう。電話応対のマニュアルを整備することも必要です。

②住宅街では、週末に診療していれば、会社勤めの人も来院できます。また、夜遅い時間まで受け付けていれば、会社帰りの患者さんの診療も可能です。逆にオフィス街では、週末を休みにするなど、地

域の特性に合わせて診療日や時間を決める必要があります。

③医院案内やパンフレットは、できれば既成のものではなく、自院の理念や特徴をきちんと書いた自作のものがよいでしょう。あまり難しいことは書かず、わかりやすく具体的に書きます。また、パソコンを使った案内も工夫するとよいでしょう。

④診療所案内を表示する際に、スタッフの顔写真も入れておくと、患者さんが親近感を持ちやすくなります。患者さんが診療室内に入ったときも初対面の緊張感がうすれるため安心感を与え、コミュニケーションがとりやすくなります。

⑤職種入りの名札を付けることは、患者さんに自分を知ってもらうというだけでなく、職務分担をはっきり表示することになりますし、スタッフ自身の自覚が生まれます。名札は姓名を入れるのが基本です。

B-3 施設

施設は安全で清潔感があり、明るく落ち着いた感じのものにするなど、診療方針や、患者層に合わせた工夫をするとよいでしょう。また、必要であれば身障者や高齢者にも利用しやすいよう配慮します。

①子ども用のプレイルームや高齢者のための和室などもあります。室温や空調を考慮した適度な広さも大切です。日が当たる際はまぶしい場合もあるため、ロールカーテンやブラインドの調整にも担当を決めて配慮しましょう。

②デパートや飲食店など、サービス業ではトイレを清潔に保つのは常識となってきています。トイレが汚れていると、診療所全体のイメージが悪くなります。広く、清潔であることは大切です。担当者が定時にチェックし清潔感を保つ体制を整えます。乳幼児を連れた母親にも配慮しましょう。ウォシュレットタイプのものが好評です。

③手荷物を置く場所があることはもちろんですが、患者さんがコート、傘、下足などを間違えないように、受付がよく注意します。また、手荷物は待合室に置いたままにせず、診療室内に持っていくようにしてもらいます。雨の日には、タオルの用意もしておきます。メガネの取扱いは要注意です。

④雑誌は、日刊・週刊・月刊・季刊などをうまく組み合わせて常に目新しく美しいものを置いて定期的に交換します。また、絵本・趣味の本などを患者さんの層に合わせて置くとよいでしょう。汚れたり破損したものは直ちに片づけます。

⑤スリッパの裏は汚れが付きやすいので、休み時間には必ず拭くようにします。また、汚れが取れなくなったら、早めに新しいものに替えます。滅菌袋入りスリッパや滅菌ボックス、使い捨てスリッパなども患者に好印象を与えます。下足のままの診療所では、靴拭きの用意も必要です。治療室は外科の手術室という考えもあります。

B-4 快適性

患者さんが安心して診療を受けるためには、五感(目・耳・鼻・舌・肌(皮膚))から受ける感覚的な快適性が必要とされます。このことは、診療所全体のイメージを良くするものとしても、患者さんを大切

に考える姿勢としても、非常に大切です。

①診療所はインテリアデザインに気をつけ、絵画をかけたり、明るい雰囲気を出すよう心がけます。環境映像などは患者さんをリラックスした気分にさせます。
②待合室に観葉植物や生花、熱帯魚などを置くことで、雰囲気を和らげることができます。生花を選ぶことによって、季節感を出すこともできます。フラワーテラピーの考えもあります。
③照明は自然光に近いものにします。このことはX線写真を見るときにも重要ですが、患者さんの顔色を見るときにも照明の光が自然でないとわかりづらいので注意します。明るすぎるのも問題ですが、必要なところだけポイントを明るくしたり、強弱を工夫するとよいでしょう。
④BGMは患者さんをリラックスさせるだけでなく、騒音を消すためにも重要です。基本的には落ち着いたものが好まれますが、患者さんの層によってある程度変えるとよいでしょう。また時間帯によって曲調を変えることも効果的でしょう。α波、1／fゆらぎのBGMが患者をリラックスさせる効果があるといわれています。逆に騒音と感じられないよう、患者さんにも意見を言ってもらうとよいでしょう。コンプレッサー、セントラルバキュームの音にも配慮します。
⑤空調は、診療室全体が快適に、かつ一定になるようにします。また、薬液の臭いや滅菌時の蒸気などもあるため、換気にも注意を要します。空気汚染の問題もあるため、空気清浄機を設置するとよいでしょう。アロマテラピーを用いて、ハーブや香料を利用するのも効果的です。室温にも注意し、環境担当者を決めておくのも一案です。空気の流れにも配慮が必要です。

B-5 材料、機器・施設の保守管理、改装計画

医療機器の定期的な保守や管理が診療をより安全・円滑に行える要素です。また施設を快い環境に保つためには、定期的な保守管理、改装計画を立てることも必要です。

①ユニットやX線撮影など、頻繁に使用する機器は故障すると診療に大きな影響を与えるため、常に保守・保清に注意します。また、万一故障した場合には、すぐに対応できる体制を整備しておくことが大切です。
②機器を整備しておくことはもちろんですが、各々の材料・器具に最適な処理をしなくてはなりません。そのため、滅菌方法、薬液の種類や使い方についての院内システムが確立されている必要があります。
③情報処理機器を活用することにより、材料の管理などを効率的に管理することができます。また、医療機器だけでなく、パソコンなどの情報処理機器も、システムの変更などに伴って計画的に買い替えることが必要です。
④床のワックスがけ、空調のクリーニング、照明の交換や壁紙の張替えなどは、計画的に行います。また、これらは知らず知らずのうちに劣化してくるので、中・長期的な改装計画を作り、計画に沿って実施することが望ましいでしょう。

B-6 医療廃棄物の管理・処理

　診療所から出る廃棄物はすべて産業廃棄物であり、法で定められた管理および処理をしなければなりません。「診療所内の感染予防に努めています」ということを一つの特色としてPRするのもよいでしょう。

①医療廃棄物は感染性と非感染性のものに分別されます。特に、感染性の廃棄物はきちんと容器に入れて管理に気を付けなければなりません。
②正規の医療廃棄物処理業者と契約し、マニュフェスト伝票を保存し、行政に提出します。個人で処理する場合は、法に定められた処理をします。

B-7 事故防止対策

　火災事故、地震災害、盗難の未然防止など緊急時の対応システムが確立していることが大切です。また、店舗総合保険などの損害保険に加入して、まさかの被害を最小限に留めるよう対策しておかなければなりません。

①非常口を明示し、消火器や避難器具などは必要数整備しておき、定期的点検をします。火災や地震などに対する防災訓練はスタッフ全員で定期的に行い、医療係、誘導係、通報係など係も決めておきます。
②診療中だけでなく、待合室で診療を待っているときなども含めて、急に患者さんの体調が悪くなったりすることがあります。救急車を呼び、搬送するときの手順も訓練し、そのときに慌てないで対処できる体制作りが必要です。担当者を決め、必要な備品・薬品も準備します。
③最近、診療室をねらった盗難事件が頻発しています。身体への危害や金銭的な被害だけでなく、診療機器やレセコンの被害は診療にも差し支えます。また、患者情報の流出という事態も考えられます。専門の警備会社などに警備を依頼するのもよいでしょう。
④日頃から全職員が防犯意識を持つよう確認しておきます。診療終了後の戸締まりの確認なども徹底しておきます。また、ピッキング防止用のキーを設置したり、ドアにはチャイムを付けたり、暗がりにセンサーライトを設置するなど、防犯に配慮する姿勢が大切です。

C 必要を満たせる情報サービス

総合評価編

C-1 情報収集

情報収集の対象は、院内と院外に分けられます。

診療を行う際には、患者さんの訴えを十分聞き取り、スタッフ・協力者からも情報を取り入れる必要があります。技術情報（研究）収集のためには、スタッフと常に情報交換し、協力者・歯科界からの情報を積極的に収集する努力が必要です。経営上の情報収集のためには、スタッフからの提言を取り入れ、協力者・歯科界からの情報収集だけでなく、隣接部門・その他の関連業界以外からも情報を収集する手段が必要になります。

情報収集には、情報の種類と量の選択や、情報収集の仕組みを機能として備えることが必要になります。

C-2 情報管理

収集した情報は、適切に管理運用する必要があります。管理の手順は、①区分整理し、②必要な期間、必要な量を保存し、③あらゆる方向からの検索に耐えられるように管理します。そして、④収集・整理・保存した情報は、目的に応じて加工・活用している、または活用できる状態にあることが必要です。さらに、⑤収集保存した情報は必要に応じて共有し、必要以外守秘し、必要に応じて開示します。

C-3 情報提供

情報提供の対象は、院内と院外があります。
①院内の対象としては、患者さん・スタッフ・協力者があり、手段として伝達・表示・広報があります。
②院外への情報の提供は広報と広告・宣伝があります。
③連携は、情報管理の項の情報の共有・開示と同様に、情報は双方向に流れます。情報を提供するための機能を見るために、ここで取り上げます。

質問

C-1 情報収集

院内情報

①初診時には、患者さんの訴えを十分聞いていますか？
3＝はい　2＝大体聞いている　1＝少し聞いている　0＝いいえ
score

②ミーティングで、スタッフが提言する機会がありますか？
3＝はい　2＝大体ある　1＝少しある　0＝いいえ
score

院外情報

③材料商・技工所から、積極的に新製品情報や技術情報を提供してもらっていますか？
3＝はい　2＝大体もらっている　1＝少しもらっている　0＝いいえ
score

④歯科医師会・学会・研修会には進んで参加し、情報収集につとめていますか？
3＝はい　2＝大体行っている　1＝少し行っている　0＝いいえ
score

⑤医学会など隣接分野にも機会があれば参加していますか？　　　　　　　　　score

3＝はい　2＝大体行っている　1＝まれに行っている　0＝いいえ

⑥保健所委託業務など行政の事業に参加して、情報交換に利用していますか？　score

3＝はい　2＝大体行っている　1＝まれに行っている　0＝いいえ

⑦経営に関して講習会に進んで参加し、情報収集に努めていますか？　　　　score

3＝はい　2＝大体行っている　1＝まれに行っている　0＝いいえ

C-1 total score

C-2 情報管理

整理

①患者さんの診療情報（診療録・X線フィルム・口腔内写真など）は、一定の基準に従って患者さんごとに整理していますか？　　score

3＝はい　2＝大体行っている　1＝一部行っている　0＝いいえ

②必要な文献など学術情報・経営資料は、目的によって分類整理していますか？　score

3＝はい　2＝大体行っている　1＝一部行っている　0＝いいえ

保存

③患者さんの診療情報は、患者さんごとに一定の基準に従って整理保存していますか？　score

3＝はい　2＝大体行っている　1＝一部行っている　0＝いいえ

④収集された学術資料・経営資料は、必要期間・必要量保存され、常に更新保存していますか？　score

3＝はい　2＝大体行っている　1＝一部行っている　0＝いいえ

検索

⑤診療の要請（再来新患）があった時、必要な診療情報を直ちに取り出せ、対応できますか？　score

3＝はい　2＝大体できる　1＝一部できる　0＝いいえ

⑥保存された学術情報・経営資料は、必要項目別に検索抽出できますか？　score

3＝はい　2＝大体できる　1＝一部できる　0＝いいえ

⑦検索のための仕組み（パソコン等のIT機器の利用など）がありますか？　score

3＝はい　2＝大体ある　1＝一部ある　0＝いいえ

活用

⑧保存された診療情報・学術情報は、以後の診療に反映していますか？　score

3＝はい　2＝大体行っている　1＝一部行っている　0＝いいえ

情報の共有・守秘・開示

⑨患者さんの診療情報は、スタッフの職務に応じて利用できる仕組みがありますか？　score

3＝はい　2＝大体ある　1＝一部ある　0＝いいえ

⑩スタッフには、医療従事者としての守秘義務を常に教育していますか？　score

3＝はい　2＝大体行っている　1＝少し行っている　0＝いいえ

⑪「カルテ開示」の要請には、受け入れる準備がありますか？　score

3＝はい　2＝大体ある　1＝少しある　0＝いいえ

C-2 total score

C-3 情報提供

院内情報

①法的な掲示をしていますか？　score

3＝はい　2＝大体行っている　1＝一部行っている　0＝いいえ

②診療計画を、患者さんに説明していますか？　score

3＝はい　2＝大体行っている　1＝一部行っている　0＝いいえ

③外注技工所・材料商に、自院の診療への考え方や診療基準を十分伝えていますか？　score

3＝はい　2＝大体行っている　1＝一部行っている　0＝いいえ

院外情報

④自院の機能や診療方針などを対外的に知らせる仕組み（刊行物・ホームページなど）がありますか？　score

3＝はい　2＝大体ある　1＝一部ある　0＝いいえ

⑤自院の機能や診療方針などを対外的に知らせるため、地域活動に参加していますか？　score

3＝はい　2＝大体行っている　1＝少し行っている　0＝いいえ

⑥掲示・掲載した広告は、法的に正しく、規則が守られていますか？　score

　3＝はい　2＝大体守っている　1＝一部守っている　0＝いいえ

⑦広告は、明確な目的を持って活用していますか？　score

　3＝はい　2＝大体行っている　1＝一部行っている　0＝いいえ

連携

⑧連携先の専門分野を把握し、指名紹介できる特定の医師・歯科医師がいますか？　score

　3＝はい　2＝大体いる　1＝少しいる　0＝いいえ

⑨有病者の治療を依頼できる病院との連携がありますか？　score

　3＝はい　2＝大体ある　1＝一部ある　0＝いいえ

⑩必要を認めた場合は、速やかに紹介し、診療依頼していますか？　score

　3＝はい　2＝大体行っている　1＝一部行っている　0＝いいえ

C-3 total score

項目	C-1 情報収集	C-2 情報管理	C-3 情報提供
3	個×3＝	個×3＝	個×3＝
2	個×2＝	個×2＝	個×2＝
1	個×1＝	個×1＝	個×1＝
0	個×0	個×0	個×0
評価	$\dfrac{合計点}{7項目 \times 3} \times 100 =$ ％	$\dfrac{合計点}{11項目 \times 3} \times 100 =$ ％	$\dfrac{合計点}{10項目 \times 3} \times 100 =$ ％

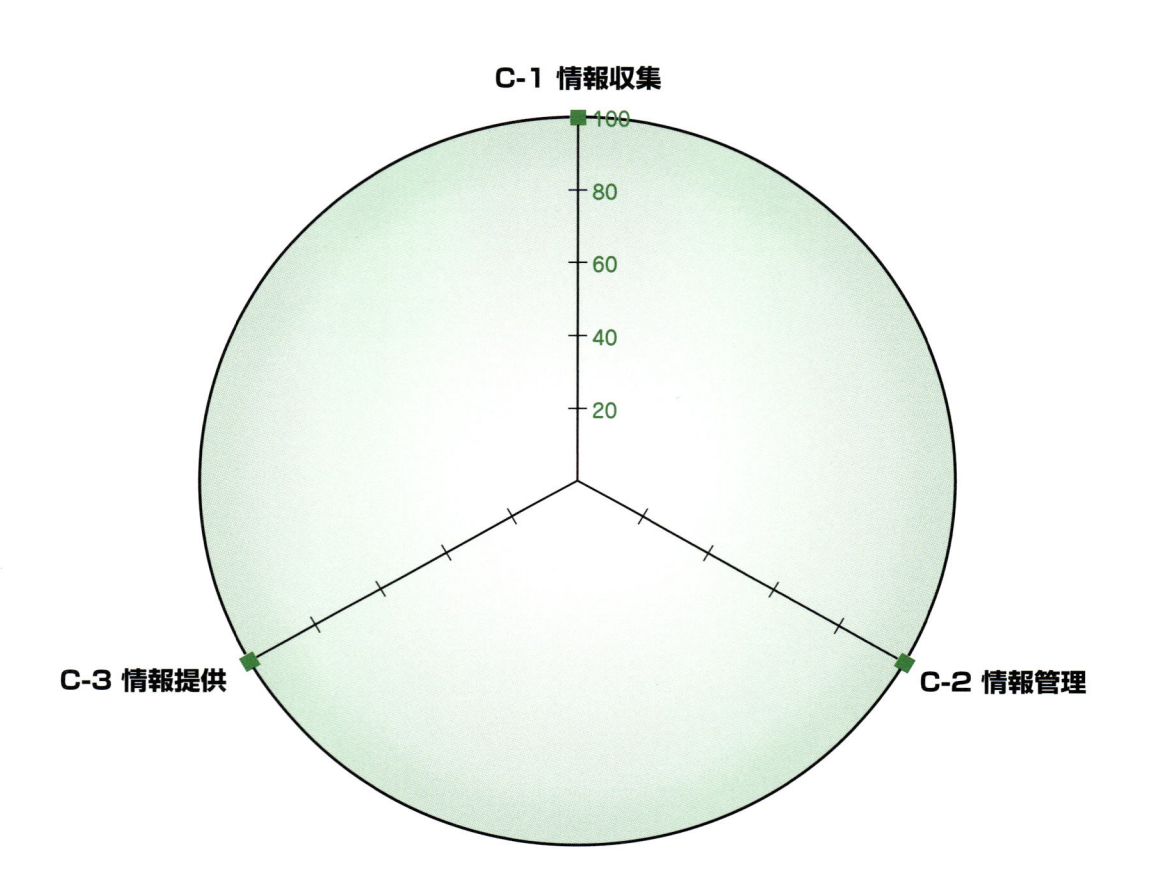

A 経営管理
B 環境
C 情報
D 対人
E 診療
F 利用者満足度
G 従事者満足度

解説

C-1 情報収集

得たい情報の種類は、診療、研究、経営があり、院内と院外からとがあります。

院内情報

歯科診療所内では、外部からの患者さんの情報と、内部からはスタッフの情報を得ることになります。

①患者さんからは、十分な時間を取り、歯科医師はじめスタッフが注意深く観察し、医療面接をすることが大切です。得る情報は、診療上（歯科医学的なものと、医学的な健康、体調、心の動きなど）と他の情報（診療所の対応、施設や運営などへの提言など）です。

診療上の患者さんの歯科医学的情報は、問診表を自院の診療方針に従って、なるべく詳細に作っておきます。当然歯科以外にも全身に関する質問や、診療に対する要望も聞いておくとよいでしょう。来院した際の様子、診療中や診療後、診療所を出るまでの患者さんの言動も重要な情報です。全職員が注意して、詳細に観察することにより、多くの情報が得られます。ちょっとした会話の中でも、家族の情報や一般的な知識を得られますので、患者さんとのふれあいの時間を無駄にしないよう心掛けましょう。診療所の対応や環境などについては、アンケートが有効です。

②医局会やミーティングなどの改まった席では、スタッフはなかなか発言しにくいものです。院長は聞き役に徹するくらいの気持ちで、スタッフに座長を任せ、主題を出して少し誘導する程度に留めます。診療所の運営や経営上の問題に関しても、議題をあらかじめ伝えて検討してもらい、全員へ発言の機会を与える心配りも大切です。

スタッフ間の申し送りも、毎朝のブリーフィングで行う習慣をつけると、発言することへの抵抗感が少なくなるでしょう。意見に対しては、必ず後で、どのように処理をしたかを報告することが大事です。

院外情報

③診療や研究に関しては、研究会・研修会・講習会などに頼る傾向があります。新しい薬剤、材料、器具、機械の情報やそれらの取り扱いを含む技術情報、研修会や講習会などの知識が得られます。

④歯科医療は対社会的なサービス業ですから、地域との関係は重要です。歯科医師会は地域団体と密接に関係していますので、新生児から高齢者、身障者、地域活動に関することなど多くの情報があります。学会や研修会にも積極的に参加して、知識や技能の蓄積に努めます。

⑤ほとんどの患者さんは何かしらの病気を抱えている時代です。歯科医師も患者さんの全身を知る必要があり、主治医に問い合わせる必要が生じることも、しばしばあります。

高齢社会では有病者の歯科診療は避けられませんので、隣接医学の研鑽は必修であり、地域の医師と

の連携のためにも時間を作るよう心がけたいものです。

⑥歯科医師会のほかに、地域の社会的行事に参加することも必要です。

保健所、保健センター、福祉センターなどの行政の事業へ参加することにより、地域社会の現状や要望が得られ、診療活動へ大いに参考となるでしょう。

⑦経営コンサルタント、税理士に経営指導を受けることはもちろん、歯科医師会の経営に関する講習会や地域の青色申告会、税務署の講習会にも参加しましょう。労務・税務などの知識は経営者には必須です。地域の商店会や町内会での異業種の人たちとの接触からも良い発想が生まれるでしょう。

C-2 情報管理

整理

①収集した情報のうち、必要な部分を選択して保存し、使用目的に合わせて区分整理します。患者さんごとに番号を付け、患者台帳を作っていつでも取り出せるようにします。

診療録、X線フィルムや紙の資料は一括してファイルするとよいでしょう。カラーコードを使用してファイリングしたり、パソコンに記録します。

②学術の情報は、自分の興味で取捨選択しますが、将来必要なことが起こる可能性も考えられます。図書館の分類方法を参考にして、必要なものと将来要るかもしれないものに分け、分類して表題を付けて整理します。これも今やパソコンに整理する時代となりました。

経営の原資料は紙でしたら、時系列にファイルしたり箱に整理します。

保存

③活用するために保存するのですから、後で取り出すのに便利な方法を考えます。患者さんごとに番号を付けてファイリングしておくのもこのためです。模型は、やはり患者さんの番号で模型保存箱に整理し保存します。この際、倉庫の棚は必要と考えたよりも倍くらいの余裕を持っておかないと、すぐに一杯になりますので、必要なスペースが確保できるかが問題です。また、保存とは廃棄も考えることです。収集した情報は年毎に膨大な量となります。使用目的、保存方法、廃棄の基準を決めておくことが大切です。

④学術資料は古い物でも参考になる物が多く、項目ごとに整理保存しておくことも必要です。経営資料は、税務関係では5年が目安ですが、診療所の経営については、必要な項目を図表に整理し直して、いつでも通覧できると、貴重な資料として使えます。

検索

⑤患者さんの情報は、台帳から患者番号を調べれば、全て取り出すことができます。過去の資料は全て保存しておくと、経時的変化を見ることができます。

⑥一定の基準で整理・保存しておくことにより、いつでも検索は可能となります。

⑦今やパソコンの時代となりました。パソコンには、電子カルテ、デジタルフィルムなどの画像も取り込めますので、これからはパソコンを利用する方法が主体でしょう。今の段階から周辺機器も整えて、活用したいものです。

活用

⑧多くの労力と費用をかけた情報も、活用せずに埋もれてしまうのはもったいないことです。診療所の運営のために収集し管理したのですから、目的に合わせて分析し、診療や経営に役立てましょう。また、取り出して活用したら、必ず基準通り元へ戻します。患者さんに関する診療情報の活用が主となりますが、完了後の予後管理、再診時の予後判定などの病歴の管理以外にも、リコールなど患者管理などに活用する事柄が多くあります。診療情報を統計処理することにより、診療の傾向が判断でき、今後必要となる診療体制や診療技術の準備が予測できます。

学術に関しても、雑誌や業界紙などは貴重な資料ですので、主題・著者・キーワードなどからいつでも原文が反復活用できるようにし、更新の基準も作っておきます。

経営に関しては、主に納税の申告に使用されますが、以後の経営のために、図表を作り、活用することをお勧めします。

情報の共有・守秘・開示

⑨診療情報は、チーム医療の立場から、スタッフが共有することが大切です。いつでも取り出せて利用できるように、積極的に働きかけるとよいでしょう。経過を見ることによって、多くの学びが得られます。

⑩守秘義務がどの範囲にまで及ぶかを厳密にしておく必要があります。参考資料と共に、医局会やミーティングなどで教育しておきましょう。

⑪「カルテ開示」は、社会の流れとして、開示を前提にして情報の種類や範囲を準備します。開示を求められた場合、手順をはじめ相手が納得できる対応を考えておきます。ただし、共有・守秘・開示は相反するので、その調整が課題です。管理すべき情報の選択と、情報管理の手段や基準を検討しておいてください。

C-3 情報提供

情報の提供の対象としては、院内と院外があります。

院内情報

①院内情報の提供手段には、伝達、表示、広報があります。患者さんには、法的に決められた掲示としての管理者名、歯科医師名、診療日、診療時間は必須です。診療側から知らせたい情報も必要ですが、患者さんの求めている情報を過不足なく提供することがより大切です。

②診療録に記載すると共に、必要な資料を作りましょう。診査・診断に必要なもの、患者さんに説明するために必要なもの、患者さんに渡すもの、患者さんに書いていただくものなど、診療計画や経営に必要なものが考えられます。診療方針に基づいて作ってみましょう。

計画を提示するには、歯式・図、現状、治療後の予測、診療計画と診療時間・期間、治療費と支払い方法、術後の注意と予防法などを盛り込むとよいでしょう。

③診療への考え方、診療方針、診療基準や必要機器・材料などを十分に伝えておくと良いでしょう。定期的に話し合い、意思の疎通を図ることも大切です。また必要な文書も検討してください。

院外情報

院外への情報提供（広義の広報・ＰＲ）は狭義の広報と広告・宣伝とがあります。
広報は「公衆の信頼と理解を勝ち取ること」「公衆の求めているものを知らせること」で、歯科診療所に来院した利用者のように、特定の者が対象となります。
また広告・宣伝は「個人または組織の利益」を目的としていて、歯科診療所の外での不特定多数の者が対象となります。広報は以下の特徴があります。

1．対外的に、自院の存在、存在価値、主張を発信している。
2．各対象に対して、的確な内容と量が発信されている。
3．発信手段が作られている。
4．発信に対しての効果や反応を判定している。
5．地域活動に参加し、双方向の情報交換をしている。

④広報は、紙による印刷物や出版物に偏りがちですが、今後はホームページも対外的に利用されるでしょう。いずれにしても、上記の特徴を理解して、何を知らせたいかを整理してください。

⑤診療所内での診療活動は限界になってきたとの見方もあります。診療所の外へ積極的に出向き、交流を図ることも有効と考えられます。地域活動では、町内会、子供会、老人会への参加がありますし、行政行事では、保健所、保健センター、福祉センターの各種健診や学校健診があります。企業健診や嘱託となるなど、企業厚生担当者への働きかけも考えられます。

⑥広告・宣伝は、医療機関に許される利益追求活動の範囲を規定しています。この範囲の中で広告・宣伝を行い、節度を守ることが大切です。

歯科診療科目は、現在では歯科一般、矯正歯科、小児歯科、歯科口腔外科の4科だけです。

⑦広告は、内容について常に検討し更新されていること、手段方法の特徴と効果を理解していること、広告の対象と方法が合っていること、効果・反応・費用対効果を判定していることが大切です。これらを理解して利用しましょう。

日頃の交流も大事です。日頃から各方面の方々と親しくお付き合いしておきましょう。口コミが有効な広報活動になります。

連携

⑧連携には次のことが大切です。

1．特定の連絡先を持っている
2．連携先とは、常に連携についての相互理解がある
3．連携先の専門分野、得意分野を把握している

　紹介できる特定の医師・歯科医師がいると、いろいろ意見交換もできます。

⑨高齢社会では、有病者の歯科治療も増加の傾向にあり、他科との連携がますます必要となるでしょう。
　患者さんから、通院の有無や主治医への連絡方法を聞いて、情報の交換をしておくことも大切です。

⑩高度先端医療ほどでなくても、難症例や不得手な症例、不確定要素の多い症例などは、専門医の対診を求めたり、積極的に紹介したほうがよいでしょう。この際、なるべく詳細な資料や文書を付けて、回答も文書でお願いし、ファイルしておくことが大事です。

D 温かで適切な対人サービス

総合評価編

患者さんが歯科診療所で体験するのは、診療行為だけではなく、患者さんへの対応が診療所の評価を決定することがあります。適時適切であり、温かで親密な応対がどれほど患者さんを癒してくれるか、計り知れません。

患者さんとふれあう場面の一瞬が大切です。そしてそれは診療室内や電話応対だけでなく、スタッフ同志の応対も関係することに留意しましょう。

質 問

D-1 基本的な対人サービス

① 一般的な接遇の基本文を、きちんと応対に取り入れていますか？　　score
　　3＝はい　2＝大体行っている　1＝ほとんど行っていない　0＝いいえ

② 患者さんとの応対には、適度に間を置いて話をしていますか？　　score
　　3＝はい　2＝大体行っている　1＝ほとんど行っていない　0＝いいえ

③ 患者さんへの説明には、身振りや手振りを使って気持ちを伝えていますか？　　score
　　3＝はい　2＝大体行っている　1＝ほとんど行っていない　0＝いいえ

④ 患者さんに話をする時には、距離、身体の向き、位置に気を使っていますか？　　score
　　3＝はい　2＝大体行っている　1＝ほとんど行っていない　0＝いいえ

D-1 total score

D-2 患者さんへの対人サービス

① 初診の患者さんには、患者さんが話しやすいきっかけをつくっていますか？　　score
　　3＝はい　2＝大体行っている　1＝ほとんど行っていない　0＝いいえ

② 診療申込書や問診票の書き方をていねいに説明していますか？　　score
　　3＝はい　2＝大体行っている　1＝ほとんど行っていない　0＝いいえ

総合評価編

③日時を間違えて来院した患者さんには、院長に相談してから応対していますか？　**score**

3＝はい　2＝大体行っている　1＝ほとんど行っていない　0＝いいえ

④待合室の患者さんの顔の表情や動作などを観察していますか？　**score**

3＝はい　2＝大体行っている　1＝ほとんど行っていない　0＝いいえ

⑤保護者や付き添いのいない小児や障害者の治療は、診療内容や診療後の注意を手紙に書いて持たせていますか？　**score**

3＝はい　2＝大体行っている　1＝ほとんど行っていない　0＝いいえ

⑥治療費を精算する時は、当日の治療内容を説明して、治療費を伝えていますか？　**score**

3＝はい　2＝大体行っている　1＝ほとんど行っていない　0＝いいえ

⑦訪問者には、用件を聞いて院長に連絡し、指示を受けていますか？　**score**

3＝はい　2＝大体行っている　1＝ほとんど行っていない　0＝いいえ

⑧電話がかかってきたら、1～2回のコールで出るようにしていますか？　**score**

3＝はい　2＝大体行っている　1＝ほとんど行っていない　0＝いいえ

⑨電話を取り次ぐ時は、「少々お待ちください、～と代わります」と一言断って、保留にしていますか？　**score**

3＝はい　2＝大体行っている　1＝ほとんど行っていない　0＝いいえ

⑩電話を切る時は、相手が受話器を置いたのを確認していますか？　**score**

3＝はい　2＝大体行っている　1＝ほとんど行っていない　0＝いいえ

⑪診療後や休診日には、留守番電話に録音ができるようにしてありますか？　**score**

3＝はい　2＝大体行っている　1＝ほとんど行っていない　0＝いいえ

⑫電話での受診申込には、緊急度に応じて対処していますか？　**score**

3＝はい　2＝大体行っている　1＝ほとんど行っていない　0＝いいえ

⑬診療約束の変更は、患者さんの状態を把握して次の診療日をきちんと約束していますか？　**score**

3＝はい　2＝大体行っている　1＝ほとんど行っていない　0＝いいえ

⑭電話での苦情に対しては、患者さんの気持ちをきちんと受け止めていますか？　**score**

3＝はい　2＝大体行っている　1＝ほとんど行っていない　0＝いいえ

⑮外部からの電話は、相手の名前をゆっくり復唱し、確認してから取り次いでいますか？
　　3＝はい　2＝大体行っている　1＝ほとんど行っていない　0＝いいえ

score

D-2 total score

D-3　診療室での接遇応対

①チェアに座ってもらう時は、ユニット周りに支障がないことを確かめていますか？
　　3＝はい　2＝大体行っている　1＝ほとんど行っていない　0＝いいえ

score

②患者さんを呼んだ後、待合室からチェアに座るまでの歩き方、姿勢、歩く速さなどを観察していますか？
　　3＝はい　2＝大体行っている　1＝ほとんど行っていない　0＝いいえ

score

③スタッフが患者さんから聞きとりをする時は、後ほど院長が診察するために前もって話を聞くということを了承してもらっていますか？
　　3＝はい　2＝大体行っている　1＝ほとんど行っていない　0＝いいえ

score

④患者さんが緊張しているような時は、安心してもらえるように声かけをしていますか？
　　3＝はい　2＝大体行っている　1＝ほとんど行っていない　0＝いいえ

score

⑤排唾管やバキュームを口の中に入れる時は、前もって声をかけていますか？
　　3＝はい　2＝大体行っている　1＝ほとんど行っていない　0＝いいえ

score

⑥チェアに患者さんを残して席を離れる時は、ひとこと断っていますか？
　　3＝はい　2＝大体行っている　1＝ほとんど行っていない　0＝いいえ

score

⑦歯科衛生士が診療補助、予防処置、保健指導を行っている時は、リラックスできるようにしていますか？
　　3＝はい　2＝大体行っている　1＝ほとんど行っていない　0＝いいえ

score

D-3 total score

D-4　診療室での歯科医師による接遇応対

①診療方針（診療を行う時の基本的な考え）を説明し、理解してもらっていますか？
　　3＝はい　2＝大体行っている　1＝ほとんど行っていない　0＝いいえ

score

②診査結果や、病状などについて説明し、検査の必要があれば同意を得てから行っていますか？ **score**

3＝はい　2＝大体行っている　1＝ほとんど行っていない　0＝いいえ

③前回の治療で不都合や不快なことがあったかを確認していますか？ **score**

3＝はい　2＝大体行っている　1＝ほとんど行っていない　0＝いいえ

D-4 total score

D-5 スタッフ同士の応対

①スタッフ間の報告、依頼などは、相手の名前を呼んだ後でやりとりをしていますか？ **score**

3＝はい　2＝大体行っている　1＝ほとんど行っていない　0＝いいえ

D-5 total score

項目	D-1 基本的な対人サービス	D-2 患者さんへの対人サービス	D-3 診療室での接遇応対
3	個×3＝	個×3＝	個×3＝
2	個×2＝	個×2＝	個×2＝
1	個×1＝	個×1＝	個×1＝
0	個×0	個×0	個×0
評価	$\dfrac{合計点}{4項目\times3}\times100=$　　％	$\dfrac{合計点}{15項目\times3}\times100=$　　％	$\dfrac{合計点}{7項目\times3}\times100=$　　％
項目	D-4 診療室での歯科医師による接遇応対	D-5 スタッフ同士の応対	
3	個×3＝	個×3＝	
2	個×2＝	個×2＝	
1	個×1＝	個×1＝	
0	個×0	個×0	
評価	$\dfrac{合計点}{3項目\times3}\times100=$　　％	$\dfrac{合計点}{1項目\times3}\times100=$　　％	

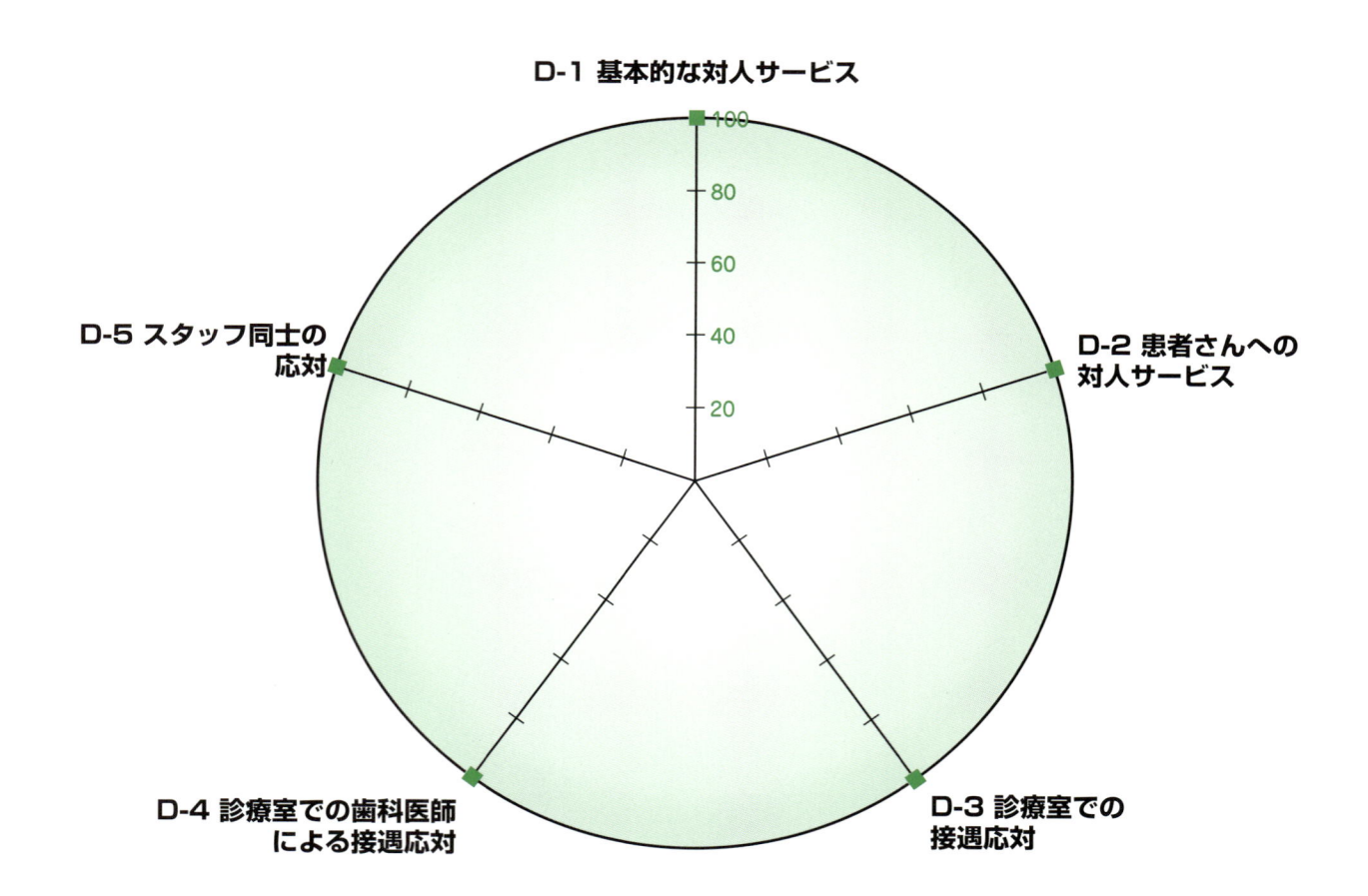

総合評価編

解 説

D-1 基本的な対人サービス

①応対には、一般的な接遇の基本文、クッション言葉（おそれいりますが、ご面倒でしょうが、申し訳ございませんが、すみませんが、など）と決まり文句をきちんと使いこなしましょう。
②患者さんが小児の場合には、やさしくわかりやすい言葉で、高齢の方の場合にはていねいで落ち着いた口調で話すなど、相手の年齢層によって応対の言葉を変えるようにしましょう。
③身振りや手振りを使うと相手に気持ちが伝わりやすくなります。また、表情を豊かに、目の使い方を優しくするとより良いでしょう。
④話をするときは、相手の目より少し下を見て話すことも重要です。また、背筋を伸ばし、美しい姿勢を常に心がけましょう。

D-2 患者さんへの対人サービス

①初診の患者さんと最初に話すのが、受付です。挨拶の後、こちらから先に「受付の○○です」と自己紹介し、「どうなさいましたか」と話し掛けることで、患者さんの緊張感が薄れリラックスしてもらえるので、後の治療がスムーズに行えます。
②高齢者や目の不自由な方には、診療申込書や問診票をスタッフが読み上げます。また、知り合いの方が通院しているか確認しておきます。このとき、診療所の仕組み、特長、方針、診療時間の約束のとり方などを簡単に説明しておくとよいでしょう。文書で渡すのもよいでしょう。
③約束日時を間違えて来院した患者さんの応対は、必ず院長の指示を仰ぎます。よく間違える患者さんと約束をとるときは、できるだけ患者さんの希望の日時に合わせたアポイントをとり、きちんと確認しておきます。手帳を持って行動している方には手帳にも確認して記入してもらいます。
④約束通りに来院した患者さんを待たせているときは、ひとこと理由を説明し、おことわりしておきます。また待たされていると思われないような工夫をしておきます。また、幼児、高齢者の患者さんには、事故のないよう気を配ります。
⑤診療後に渡す手紙には、治療内容や治療後の注意、投薬したときは、薬の効果、飲み方、副作用などをわかりやすく簡潔に書いておきます。次回の予約や、治療費の概算も伝えておくとよいでしょう。
⑥治療費を精算するときは、預り金と釣り銭を確認し、お釣りを間違えないようにします。領収書は毎回発行します。治療や治療費に対して苦情があったときは、言い訳はせず、院長に指示を仰ぎます。次回の治療費が高額になる時は前もって伝えます。
⑦技工所、材料商、薬卸商、メーカーなどの歯科関連業者は、スタッフにも早く顔を覚えさせ、きちんと挨拶をさせましょう。それ以外の訪問者に対しては、名前、所属用件を聞いて院長に連絡し、指示を受けましょう。
⑧電話はなるべく1～2回のコールで出るようにしましょう。また、3回以上のコールのときは「お待たせいたしました」、5回以上のコールのときは「大変お待たせ致しました」、とひとこと添えます。

⑨もしも取り次いだ本人が電話に出られないときは、「お待たせ致しました、ただ今手が離せないようですので代わって用件を伺うか、こちらから、電話するように致しましょうか」と伝え、相手が不愉快にならないようにします。また、電話中に患者さんが来院したときは、まず患者さんに会釈をし応対をします。

⑩電話の切れる音はあまり感じの良いものではありません。必ず相手が受話器を置いてから、そっと置きましょう。また、間違い電話にも無愛想にせず、感じよく応対します。いずれ患者さんとして来院するかもしれません。

⑪診療後や休診日の留守番電話には、できれば夜間診療や休日診療を行っている医療機関を録音しておくとよいでしょう。またFAXも終日対応できるようにしておきます。

⑫緊急の患者さんからの電話は、まず、今何が困っているのか、いつ頃からなのか、これまでの経過などを伺い、なるべく早い日時の診療を約束します。また、患者さんは診療約束日をゆっくり、一音一音はっきりお知らせして、相手に復唱してもらいます。また必ずメモを取ってもらいます。

⑬変更理由や問題の有無などを考慮し、患者さんに対して診療約束日時をゆっくり復唱し、診察券に記入してもらいます。場合によっては、院長の指示を仰ぎます。

⑭まず謝り、患者さんの話を聞いて復唱し、気持ちを受け止めます。複雑な内容は院長に報告し、院長が代わって対応しましょう。

⑮外部からは、患者さんか（初診か再診か相談か）、院長へか、歯科の業者か、商用かなど、確認も必要となります。院長への電話は掛かって来そうな相手先リストを作っておくと便利です。

D-3 診療室での接遇応対

①ライトに頭をぶつけたり、ワークテーブルに体をぶつけたりしないように、ユニット周りは定位置にしておきます。また、高齢者、幼児などは、場合によっては手を添えて座るのを手伝います。

②患者さんの身体の状態を把握して、患者さんへの声のかけ方を変えるようにします。

③初診の患者さんの場合は、「歯科衛生士の○○です」、「歯科助手の○○です」と自己紹介をしてから聞き取りをします。

④患者さんにリラックスしてもらえるよう、治療とあまり関係ない話をしたりするのもよいでしょう。

⑤排唾管やバキュームを急に入れると、患者さんが驚いたり、また、痛がったりして不慮の事故につながることがあります。

⑥患者さんを一人チェアに残して離れることはできるだけ避けたいものです。仕方なく席を離れる時は、必ず声をかけて患者さんを不安にさせないようにします。

⑦歯科衛生士が診療補助、予防処置、保健指導等を行う時は、患者さんに歯科医師の指示で行うことをまず了承してもらいます。行った後はその内容を説明して、院長に報告して確認してもらいます。患者さんの息づかい、顔の表情、肩や手に力が入っていないかを観察し、休憩をとりながら行います。

D-4 診療室での歯科医師による接遇応対

①患者さんが記入した問診票などの情報を時間をかけて確認してから、診療方針や治療計画を立てます。問診票、聞き取りなどの情報から歯科治療を行ううえで支障をきたすと判断した場合は、他の医療機関に紹介状または照会状を書きます。
②インフォームド・コンセントを得るために診査、検査、治療方針に基づく治療計画などをきちんと説明、理解してもらったうえで、治療方法を承諾してもらいます。
③前回の治療で不都合や不快なことがあれば、患者さんの声をよく聞き、まずその問題を解決します。その後、治療を始める時は、安心し信頼してもらうために、治療内容を説明し、終わった後も行った内容、予後、注意すること、さらに次回にする治療内容と治療に必要な時間を説明します。

D-5 スタッフ同士の応対

①スタッフ同士のやりとりを患者さんは見たり聞いたりしています。患者さんが不快にならないように、お互いに言い方に気を付け、言い訳や反論はしないようにします。患者さんが、スタッフの気持の良い返事を聞いた時、きちんと仕事をしていることを確認でき、安心と信頼へつながります。また、仕事が良くできた時、歯科医師は、患者さんもいっしょになって喜べるようなほめ方をしたいものです。

総合評価編

的確で熟練した診療サービス

歯科診療を行ううえでの基本事項として、歯科医師養成のあり方に関する検討委員会意見：臨床研修のあり方を検討する小委員会報告では、次のような一般目標を掲げています。
(1) 歯科の健康上の不安障害を的確に排除、あるいは緩和できること
(2) 適切な診断のもとに、自ら行った処置の予後についての予測が必要なこと
(3) 歯科保健の保持・増進、療養上の適切な指導、援助のできること
(4) 自己の能力の限界を知り、常に研究意欲を持つこと
(5) 患者さんに対して、十分な説明を行い、同意を得られること
(6) 歯科診療上の偶発的な事態に適切に対処できること

これらを考慮に入れ、診査・診断、さらに診療項目は、熟練した診療ということを踏まえて、1．基本的診療技能　2．十分熟知すべき診療技能　3．さらに専門性の高い診療技能の3段階に分類しています。

質問

E-1　診査・診断

①基本的な診査は的確に行っていますか？
3＝はい　2＝大体行っている　1＝一部行っている　0＝いいえ
score

②診査・診断に基づいて、最適な診療計画を立てていますか？
3＝はい　2＝大体行っている　1＝一部行っている　0＝いいえ
score

③必要に応じ十分熟知すべき詳細な診査を行っていますか？
3＝はい　2＝必要に応じ行っている　1＝一部行っている　0＝いいえ
score

④さらに専門性の高い詳細な診査を行っていますか？
3＝はい　2＝一部行っている　1＝他医療機関に紹介している　0＝いいえ
score

E-1 total score

E-2-1　基本的診療技能

①治療は常に全身状態を考慮しながら行っていますか？
3＝はい　2＝大体行っている　1＝一部行っている　0＝いいえ
score

②投薬は既往歴や服用している薬を考慮して行っていますか？　　　　　score

3＝はい　2＝大体行っている　1＝一部行っている　0＝いいえ

③感染予防に配慮していますか？　　　　　score

3＝はい　2＝大体行っている　1＝一部行っている　0＝いいえ

④確実な除痛を行っていますか？　　　　　score

3＝はい　2＝大体行っている　1＝一部行っている　0＝いいえ

⑤適切な保存処置を行っていますか？　　　　　score

3＝はい　2＝大体行っている　1＝一部行っている　0＝いいえ

⑥適切な歯内療法を行っていますか？　　　　　score

3＝はい　2＝大体行っている　1＝一部行っている　0＝いいえ

⑦適切な歯周治療を行っていますか？　　　　　score

3＝はい　2＝大体行っている　1＝一部行っている　0＝いいえ

⑧適切な補綴処置を行っていますか？　　　　　score

3＝はい　2＝大体行っている　1＝一部行っている　0＝いいえ

⑨適切な外科処置を行っていますか？　　　　　score

3＝はい　2＝大体行っている　1＝一部行っている　0＝いいえ

E-2-1 total score

E-2-2 十分熟知すべき診療技能

①確実な麻酔を行っていますか？　　　　　score

3＝はい　2＝大体行っている　1＝一部行っている　0＝いいえ

②適切な保存処置を行っていますか？　　　　　score

3＝はい　2＝大体行っている　1＝一部行っている　0＝いいえ

③適切な外科処置を行っていますか？　　　　　score

3＝はい　2＝大体行っている　1＝一部行っている　0＝いいえ

④適切な歯周治療を行っていますか? score

3＝はい　2＝大体行っている　1＝一部行っている　0＝いいえ

⑤適切な補綴処置を行っていますか? score

3＝はい　2＝大体行っている　1＝一部行っている　0＝いいえ

⑥適切な矯正治療を行っていますか? score

3＝はい　2＝大体行っている　1＝一部行っている　0＝いいえ

⑦ショックに対し、適切な処置をしていますか? score

3＝はい　2＝大体行っている　1＝一部行っている　0＝いいえ

E-2-2 total score

E-2-3 さらに専門性の高い診療技能

①全身的な鎮静法を行っていますか? score

3＝はい　2＝大体行っている　1＝一部行っている　0＝いいえ

②適切な外科処置を行っていますか? score

3＝はい　2＝大体行っている　1＝一部行っている　0＝いいえ

③適切な歯周治療を行っていますか? score

3＝はい　2＝大体行っている　1＝一部行っている　0＝いいえ

④顎運動描記法を取り入れた補綴治療を行っていますか? score

3＝はい　2＝大体行っている　1＝一部行っている　0＝いいえ

⑤適切な矯正治療を行っていますか? score

3＝はい　2＝大体行っている　1＝一部行っている　0＝いいえ

⑥その他解説で挙げている治療を取り入れていますか? score

3＝はい　2＝大体行っている　1＝一部行っている　0＝いいえ

E-2-3 total score

総合評価編

E-3 予防

① う蝕予防、う蝕抑制処置を行っていますか？　　**score**
　3＝はい　2＝大体行っている　1＝一部行っている　0＝いいえ

② 歯周病予防を行っていますか？　　**score**
　3＝はい　2＝大体行っている　1＝一部行っている　0＝いいえ

E-3 total score

E-4 健康教育

① 健康指導を行っていますか？　　**score**
　3＝はい　2＝大体行っている　1＝一部行っている　0＝いいえ

E-4 total score

E-5 生活機能回復

① リハビリを行っていますか？　　**score**
　3＝はい　2＝大体行っている　1＝一部行っている　0＝いいえ

E-5 total score

E-6 地域医療

① 地域医療に積極的に参加していますか？　　**score**
　3＝はい　2＝大体参加している　1＝一部参加している　0＝いいえ

E-6 total score

E-7 診療サービスに必要な教育研修

① 診療サービスに必要な教育や研修の仕組みがありますか？　　**score**
　3＝はい　2＝大体整っている　1＝一部整っている　0＝いいえ

E-7 total score

項目	E-1 診査・診断	E-2-1 基本的診療技能	E-2-2 十分熟知すべき診療技能
3	個×3＝	個×3＝	個×3＝
2	個×2＝	個×2＝	個×2＝
1	個×1＝	個×1＝	個×1＝
0	個×0	個×0	個×0
評価	$\frac{合計点}{4項目 \times 3} \times 100=$ ％	$\frac{合計点}{9項目 \times 3} \times 100=$ ％	$\frac{合計点}{7項目 \times 3} \times 100=$ ％
項目	E-2-3 さらに専門性の高い診療技能	E-3 予防	E-4 健康教育
3	個×3＝	個×3＝	個×3＝
2	個×2＝	個×2＝	個×2＝
1	個×1＝	個×1＝	個×1＝
0	個×0	個×0	個×0
評価	$\frac{合計点}{6項目 \times 3} \times 100=$ ％	$\frac{合計点}{2項目 \times 3} \times 100=$ ％	$\frac{合計点}{1項目 \times 3} \times 100=$ ％
項目	E-5 生活機能回復	E-6 地域医療	E-7 診療サービスに必要な教育研修
3	個×3＝	個×3＝	個×3＝
2	個×2＝	個×2＝	個×2＝
1	個×1＝	個×1＝	個×1＝
0	個×0	個×0	個×0
評価	$\frac{合計点}{1項目 \times 3} \times 100=$ ％	$\frac{合計点}{1項目 \times 3} \times 100=$ ％	$\frac{合計点}{1項目 \times 3} \times 100=$ ％

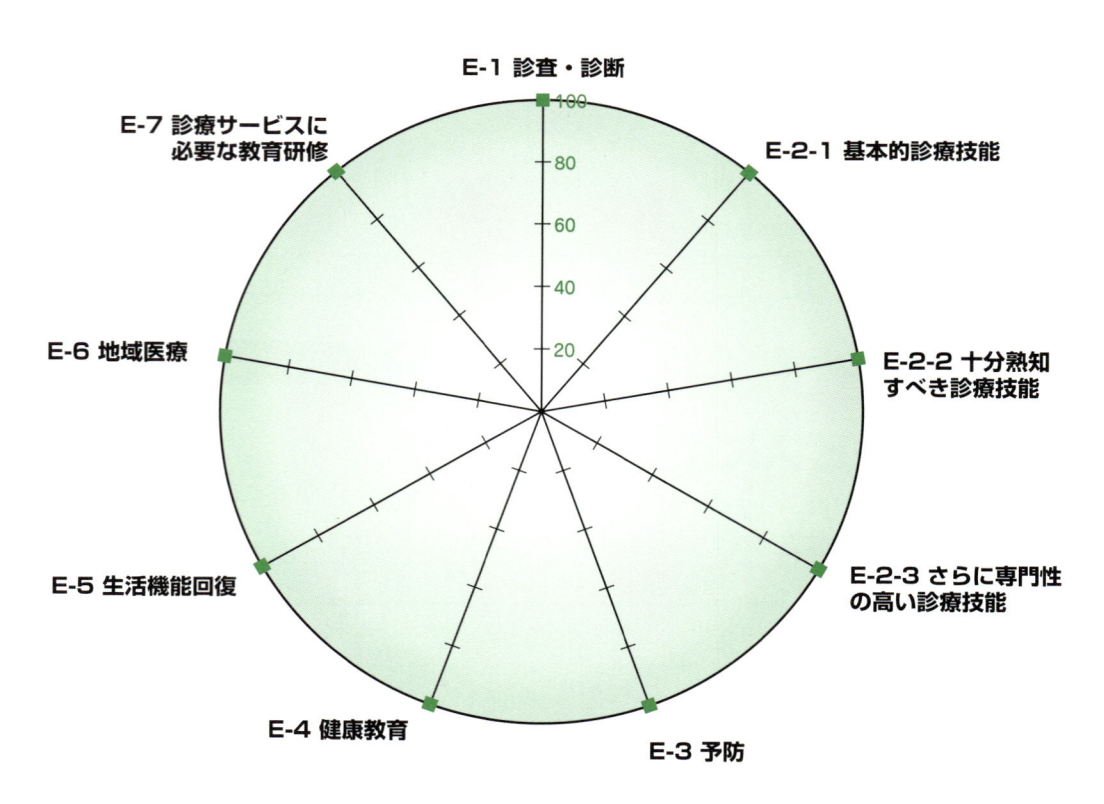

総合評価編

解 説

E-1 診査・診断

①問診、クロポールセンの筋診断、顎関節の診査、X線単純撮影（口内法）診査、コンタクト診査、模型診査、歯髄診査、歯周ポケット測定、咬合平面の診査、ゴシックアーチ描記、平行測定サベーイングとアンダーカットの診査、平均値咬合器を用いた咬合診査、顎、顔面、口腔の写真撮影等が基本的診療技能にあげられます。

②患者さんに選択して同意していただくために、診断名、現状の説明、処置説明、予後説明を行います。その上で、診療内容、治療方法、期間、費用について提示するだけでなく、患者さんの希望を十分考慮した治療計画を立案します。

③採血、穿刺、根管内細菌培養試験、歯周溝滲出液の診査、模型および顎態診査、下顎運動描記、咬合音診査、咬合力診査、チェックバイト採得、半調節性咬合器を用いた咬合診査、X線単純撮影診査（口外法）、パノラマX線撮影診査などが十分熟知すべき診療技能に分類され、基本的診療技能に加えて知識、技能が必要とされます。

④顔面規格写真撮影、根管内視鏡診査、筋電図診査、パントグラフ描記を用いた下顎運動の計測、全調節性咬合器を用いた咬合診査、咬合力のバランス検査などが、専門性の高い診療技能に分類されます。

E-2-1 基本的診療技能

①既往歴、現在の全身状態を把握している、処置当日の体調を確認している、必要に応じ血圧測定をしている、必要に応じモニタリングをしているなど、常に患者さんの健康状態を把握します。

②薬の副作用を考慮している、他科での投薬を受けている場合、飲み合わせを考慮している、症状に合わせて適切な処方をしている、必要に応じ主治医の指示を仰いでいるなどが該当します。

③使用機械、器具は患者さんごとに滅菌・消毒している、できる限りディスポーザブルの器具を使用している、医療従事者の感染防護に配慮している、手指の消毒を徹底している、口腔内消毒を行っている、患者さんごとにグローブを交換している、などが該当します。

④薬物による鎮静・除痛法を行っている、表面麻酔を行っている、麻酔は無痛的に行っている、確実な浸潤麻酔を行っているなどが該当します。

⑤罹患歯質を確実に除去している、適切な単純窩洞の形成と修復を行っている、積極的に歯髄の保護・保存を行っている、確実な断髄法を行っているなどが該当します。

⑥確実な注射抜髄を行っている、X線や器具による根管長測定を行っている、ラバーダム防湿を行っている、細菌検査を行っている、X線による根充の確認を行っている、ポイント根充を行っているなどが該当します。

⑦歯石除去、スケーリング・ルートプレーニング、歯周ポケット掻爬、暫間固定などが該当します。

⑧必要以上の切削は行わない、精密印象、平行関係に問題の少ない1歯欠損に対し、適切なブリッジを装着している、咬合関係に異常のない欠損に対し、適切な部分床義歯を装着している、顎堤変化の少

ない無歯顎症例で、適切な全部床義歯を装着している、必要に応じゴシックアーチ描記を行っているなどが該当します。

⑨簡単な乳歯、永久歯の抜歯、小膿瘍の切開、確実な止血処置などが該当します。

E-2-2 十分熟知すべき診療技能

①ここでは伝達麻酔が該当します。

②複雑窩洞の形成と修復が該当します。

③移植、再植、外傷歯の処置、乳臼歯の抜歯、歯槽骨整形手術、口腔内縫合処置、複雑な暫間固定、歯肉弁切除術、歯肉息肉除去手術などが該当します。

④歯肉切除術、新付着術、フラップ手術、頬口唇小帯整形手術などが該当します。

⑤転位歯の歯冠修復、2～4歯欠損ブリッジ、複雑な部分欠損の部分床義歯、顎堤変化がやや進んだ場合の全部床義歯、咬合誘導、半調節性咬合器の使用、チェックバイト採得、下顎運動描記などが該当します。

⑥一般臨床医が手がける矯正としては、個々の歯の異常や部分的な位置異常の矯正があります。
また、歯性のタイプで、成長発育により悪化しないもの、家系に不正咬合の遺伝がないもの、アレルギー性鼻炎、扁桃肥大などによる口呼吸がないものが該当します。

⑦ショック時の状態を把握できる、救急蘇生のA・B・C（Airway＝気道の確保、Breathing＝呼吸、Circulation＝血管の確保）で対応できるなどが該当します。

E-2-3 さらに専門性の高い診療技能

①全身麻酔法（吸入麻酔）、笑気鎮静法、静脈内鎮静法が該当します。

②困難な抜歯、骨髄炎、顎骨骨髄炎の口腔内消炎手術、口腔外消炎法、頬口唇小帯形成手術、抜歯窩再掻爬術、歯根端掻爬術、歯根嚢胞摘出術、床、結紮など複雑な固定法、歯根分離術、歯根端切除術が該当します。

③複雑な歯肉歯槽粘膜形成術、遊離歯肉移植術、歯牙の移植、再植術、インプラント治療、GTR、GBRが該当します。

④咬合調整、全調節性咬合器の使用、パントグラフの使用が該当します。

⑤E-3①も矯正歯科医の手がける矯正です。基本的に骨格性で、成長発育により悪化するようなタイプ、顎変形症などの外科矯正症例、口唇口蓋裂の症例、抜歯症例、また早期治療・非抜歯症例への誘導として成長発育を利用するようなタイプが該当します。

⑥失活歯、生活歯の漂白、レーザー治療、スポーツ歯学、顎関節の治療、全顎的矯正治療、身障児・者治療が該当します。

E-3 予防

①フッ素塗布、予防充填、カリエスリスクテスト、定期診査、3DSなどが該当します。
②ペリオリスクテスト、PTC、PMTC、定期診査などが該当します。

E-4 健康教育

①う蝕予防指導、歯周病予防指導、食事指導、生活指導、服薬指導、咀嚼指導、義歯管理指導、健康教室などが該当します。

E-5 生活機能回復

①リハビリの知識がある、咀嚼筋のリハビリ、顎関節のリハビリ、咀嚼・嚥下のリハビリなどが該当します。

E-6 地域医療

①訪問歯科診療、口腔ケア、障害児・者の治療、幼稚園・保育園の園医、小・中学校・高校の校医、地域の企業検診歯科医師会活動などが該当します。

E-7 診療サービスに必要な教育研修

①業務マニュアル、評価の仕組み、職務難易度表、職務用件明細表、職務基準表などの整備・能力開発やスタッフの研究・研鑽の援助。スタッフの研修会、ミーティング、症例の検討会の開催・器械・器具の改良，治療技能の改善。専門誌や学術書籍の定期購読。学会活動、講習会、講演会などへの出席。スタディークラブに所属したり、他業種との交流などの情報収集などが該当します。

総合評価編
患者さん・利用者の満足度

　患者さんが受療して経験し、判断する項目を、診療の流れに沿ってより詳しく取り上げています。
①初めてかかるときの情報と通院の便利さ。
②待っているときに感じられる対応と環境の優しさ。
③診療環境の清潔さ。
④診療から受ける信頼感（信頼を感じられる対応、信頼できる診療技術、信頼できる診療の仕組み）。
⑤診療を終えて感じる安心感。
の5項目について検討します。
　患者さんの視点で診療所を見ていますが、院長が評価する表現になっています。患者さんへのアンケートに利用する際には、表現を変えて使用してください。要は問題をどう解決し続けるかです。

質問

F-1 初めてかかるときの情報と通院の便利さ

①医院案内は、初めての方にも分かりやすいように工夫をしていますか？　　score
　3＝はい　2＝大体している　1＝一部している　0＝いいえ

②駐車場や駐輪場などは、通いやすい配慮をしていますか？　　score
　3＝はい　2＝大体している　1＝一部している　0＝いいえ

③ホームページには、分かりやすい案内がありますか？　　score
　3＝はい　2＝大体ある　1＝一部ある　0＝いいえ

④高齢者や障害者に対する配慮をしていますか？　　score
　3＝はい　2＝大体している　1＝一部している　0＝いいえ

⑤段差のある所は安全への配慮をしていますか？　　score
　3＝はい　2＝大体している　1＝一部している　0＝いいえ

⑥在宅診療（訪問診療）を積極的に行っていますか？　　score
　3＝はい　2＝大体行っている　1＝一部行っている　0＝いいえ

⑦道路から院内までバリアフリーですか？　　score
　3＝はい　2＝大体している　1＝一部している　0＝いいえ

F-1 total score

F-2 待っているときに感じられる対応と環境の優しさ

①待っている患者さんへ配慮をしていますか？ **score**
3＝はい　2＝大体している　1＝一部している　0＝いいえ

②院内の空調、換気、ＢＧＭ、本などは適切に管理していますか？ **score**
3＝はい　2＝大体している　1＝一部している　0＝いいえ

③医療理念、スタッフの名前、略歴、資格などを待合室に表示していますか？ **score**
3＝はい　2＝大体している　1＝一部している　0＝いいえ

④自費診療の価格、模型、写真などを待合室に表示していますか？ **score**
3＝はい　2＝大体している　1＝一部している　0＝いいえ

⑤約束の時間通りに診療が進みますか？ **score**
3＝はい　2＝大体予定どおり　1＝一部予定どおり　0＝いいえ

⑥患者さんの意見を聞く意見箱を設置していますか？ **score**
3＝はい　2＝大体している　1＝一部している　0＝いいえ

F-2 total score

F-3 診療環境の清潔さ

①ユニットをはじめ、器械器具は消毒をしていて、清潔ですか？ **score**
3＝はい　2＝大体清潔にしている　1＝一部清潔にしている　0＝いいえ

②グローブ、エプロン、紙コップなどは患者さん一人一人にディスポーザブルですか？ **score**
3＝はい　2＝大体している　1＝一部している　0＝いいえ

③マスク、白衣などは清潔ですか？ **score**
3＝はい　2＝大体清潔にしている　1＝一部清潔にしている　0＝いいえ

④不快臭の除去に努めていますか？ **score**
3＝はい　2＝大体努めている　1＝一部努めている　0＝いいえ

⑤医療廃棄物の処理は適切に行っていますか？　score

3＝はい　2＝大体行っている　1＝一部行っている　0＝いいえ

F-3 total score

F-4　診療から受ける信頼感

①全スタッフは、いつも誠意ある態度で接し、治療や指導に温かな心配りをしていますか？　score

3＝はい　2＝大体している　1＝一部している　0＝いいえ

②かかりつけ医として、家族全員が安心して相談できるよう配慮していますか？　score

3＝はい　2＝大体している　1＝一部している　0＝いいえ

③診療の質を上げるための研鑽をしていますか？　score

3＝はい　2＝大体している　1＝一部している　0＝いいえ

④治療した歯や義歯が長持ちしますか？　score

3＝はい　2＝大体長持ちする　1＝一部長持ちする　0＝いいえ

⑤痛くないように、安心を与えるように治療していますか？　score

3＝はい　2＝大体している　1＝一部している　0＝いいえ

⑥他科や専門医への紹介の仕組みがありますか？　score

3＝はい　2＝大体ある　1＝一部ある　0＝いいえ

⑦インフォームド・コンセントを得ることに努めていますか？　score

3＝はい　2＝大体努めている　1＝一部努めている　0＝いいえ

⑧患者さんの満足度や希望を聞くための調査が定期的に行われていますか？　score

3＝はい　2＝大体行っている　1＝一部行っている　0＝いいえ

⑨診療に応じた注意事項のパンフレットを手渡していますか？　score

3＝はい　2＝大体している　1＝一部している　0＝いいえ

F-4 total score

総合評価編

F-5　診療を終えて感じる安心感

①患者さんの不満は、必ず院内で解決するよう努力していますか？　**score**

　3＝はい　2＝大体している　1＝一部している　0＝いいえ

②治療を終えた患者さんに対して、リコール等でのアフターケア、メインテナンスのシステムがありますか？　**score**

　3＝はい　2＝大体ある　1＝一部ある　0＝いいえ

③他の医院または患者さんから紹介してもらったら、紹介先にお礼状を出していますか？　**score**

　3＝はい　2＝大体出している　1＝一部出している　0＝いいえ

F-5 total score

項目	F-1 初めてかかるときの情報と通院の便利さ	F-2 待っているときに感じられる対応と環境の優しさ	F-3 診療環境の清潔さ
3	個×3＝	個×3＝	個×3＝
2	個×2＝	個×2＝	個×2＝
1	個×1＝	個×1＝	個×1＝
0	個×0	個×0	個×0
評価	$\dfrac{合計点}{7項目 \times 3} \times 100 =$ ％	$\dfrac{合計点}{6項目 \times 3} \times 100 =$ ％	$\dfrac{合計点}{5項目 \times 3} \times 100 =$ ％
項目	F-4 診療から受ける信頼感	F-5 診療を終えて感じる安心感	
3	個×3＝	個×3＝	
2	個×2＝	個×2＝	
1	個×1＝	個×1＝	
0	個×0	個×0	
評価	$\dfrac{合計点}{9項目 \times 3} \times 100 =$ ％	$\dfrac{合計点}{3項目 \times 3} \times 100 =$ ％	

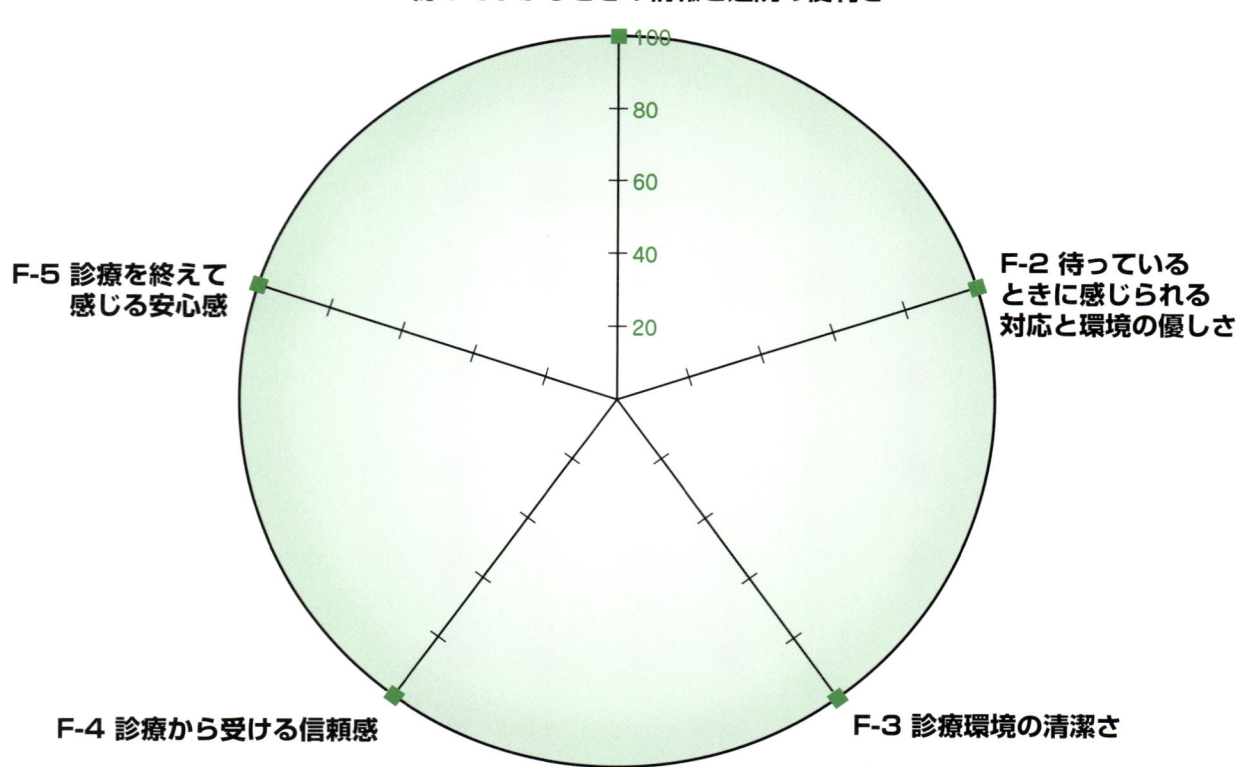

総合評価編

解 説

F-1 初めてかかるときの情報と通院の便利さ

　患者さんが、何らかの手段でこれからかかる医院を選択し決定し、初めて来院するまでを検討します。
　たとえバス停前でも入り口が分からなかったり、駐車場が道路の反対側だったりすると、患者さんはすぐ近くまで来ていながら迷うことが多いようです。
　さて、患者さんがあなたの診療所を見つけて入り口に立っています。
・ビル開業の場合、診療室の階数が分かったでしょうか。
・自宅と併設の場合、診療室への入り口が分かったでしょうか。
　車椅子や障害者の患者さんへの配慮がなされていますか。患者さんが今後ずっと通院していただくための優しい配慮が大切です。診療所の情報は必要なことを分かりやすく工夫してください。

①自分自身が初めてのお店を探すときのことを想像してください。近所に大きなスーパーマーケットや銀行などがあれば、それを目安にしてもらいます。最近は店舗が変わることが多いため、工夫も必要です。
②車で来院される場合は、予約の段階で、駐車場の有無や場所などを知らせておきましょう。駐車台数に限りがある場合は、車で通院される患者さんが重ならないようにアポイントを配慮します。
③ホームページに医院案内を掲載する場合は、医療理念や診療計画などを簡潔に記載し、診療所の案内地図は、1ページにプリントできるように整えておきます。
④高齢者や障害者に対する配慮は、必要なことです。バリアフリーの院内、ドアの自動開閉、車椅子対応のユニットなどが考えられますが、できるところから改善しましょう。構造的に無理な場合は、入り口に呼び鈴やインターフォンをつけたり、二次医療機関への紹介システムなどで対応しましょう。
⑤段差のある所や階段には必ず、手すりをつけます。手すりも、高めのものと低めのものとを2段につけるとより親切です。にぎりやすく、すべらないように、形や材質、位置や高さなども工夫します。
⑥高齢社会が進むと、ついこの間まで元気で通っていた患者さんが突然、通院不可能になる場合があります。在宅医療にも積極的に取り組む姿勢が今後の歯科医療には必要です。
⑦道路から院内まで車椅子や身障者でも楽に入れるようなスロープがありますか。ビル開業の場合は、エレベーター入り口までスタッフが迎えに行くことも考えます。

F-2 待っているときに感じられる対応と環境の優しさ

　待合室で待っている患者さんは、気持ちが落ち着かないものです。
特に初めての患者さんは、院内をいろいろ観察します。スタッフの動きや応対、待合室の壁や天井、空調、置いてある本、壁に貼られた各種案内などから、患者さんは歯科診療所の医療理念を第一印象として直感的に感じ取っています。

①待合室は医院の第一印象を決める大切な場所です。壁紙の色、天井の高さ、色調、カーテンなども十分考慮して、できるだけ明るい雰囲気にしましょう。天井に雨漏りのシミがあったり、窓ガラスが汚れたりしていると、医院そのものの評価が下がってしまいます。患者さんの動作も観察し、応対に十分配慮します。

②待合室に置いてある本やBGMの種類は医療理念を反映するものです。また院長の趣味を知る判断材料や、コミュニケーションの媒体ともなります。雑誌や読み物は、地域性、患者層を分析して選ぶことが大切です。逆に、診療方針に合った患者層向けの雑誌を選ぶことで、特色を出すこともできます。

③医療理念を待合室に掲げておくことは、スタッフ全員の精神的な戒めともなり、励みにもなります。歯科医師の氏名、診療日などを院内に掲示することは、法律で義務付けられていますが、1歩進んでスタッフ全員の名前、略歴、資格などを写真を添えて掲示しておくと、親しみがわきます。

④歯科の場合、料金も患者さんにとっては大きな不安材料です。診療方針によりますが、自費診療の模型を置いたり、写真入りで価格が表示されていると、診療への理解の手助けにもなるでしょう。

⑤計画診療とはいえ、なかなか時間通りに進まないのが実情ですが、そのような場合でも待っている患者さんへの配慮が必要です。前の患者さんの治療が長引くことが予想されるときには、前もって「前の患者さんの治療が長引いていますので、あと10分ほどお待ち下さい」とできるだけ具体的に説明しましょう。

⑥患者さんの声を聞くためにきちんとした「意見箱」を設置するのもよいでしょう。それには「皆様のお声を聞かせてください。皆様と共により良い診療所を創るために、ご提言をお寄せください。改善に向けて努力して参ります」と、つい一言書きたくなるような案内文を工夫してください。

F-3 診療環境の清潔さ

いよいよ名前を呼ばれて診療室へと案内されます。

緊張も頂点に達しています。ここでも患者さんは周囲を見渡します。目の前に用意された治療器具が果たして清潔であるか、先生やスタッフの白衣や靴が清潔であるか、コップやエプロン、グローブを患者さんごとに取り替えているか、診療室の換気が十分されているか、いやな臭いがないか、など患者さんは瞬時にいろいろなことを感じ取ります。

この項目は、院長の決断一つで全てカバーできる部分です。また、他院との個別化を図る意味でも特色を出せる部分です。

①医学的に消毒されて清潔であっても、患者さんの目に汚れて映るのでは意味がありません。見た目も清潔であるように注意しましょう。

そのためには、毎日患者さんの目線で診療室に入り、ユニットに座ってみることも必要です。

②グローブやエプロンは患者さんの目の前で取り替えるとよいでしょう。紙コップなども患者さんが入る前にセットしておかないで、患者さんがユニットに座ると同時にセットします。ヘッドレストカバー、タオルにも注意してください。

③マスク、白衣などその都度取り替える必要のないものでも、汚れや血液が付いているようなものは厳禁です。自分では気が付かない場合がありますので、スタッフ同士でチェックするとよいでしょう。

④歯科医院の臭いには、独特のものがあります。空気清浄器や口腔外バキュームでできるだけ不快臭を取り除きます。芳香剤の利用、アロマテラピーも有効です。

⑤抜歯された歯や血の付いたガーゼなどがどう処理されていくのか、患者さんは気にしています。一般ゴミ、事業系ゴミ、感染性廃棄物などを入れ物を別にして区分して整理します。「私たちはこのようにして、医院内の感染予防に努めています」ということを医院の1つの特色としてPRすることも良いでしょう。

F-4　診療から受ける信頼感

　医院の医療理念が肌で感じられる場面です。院長一人の意気込みだけでは不十分です。日頃から、全職員と医院の医療理念に基づいた対応を十分に話し合っておくことが大切です。インフォームド・コンセントもお互いの信頼関係がなければ成立しません。

　医院のハードの部分で実現困難なことがらも、これらソフトの部分の何項目かは実現を図るよう検討してください。

①医院の医療理念や診療方針がスタッフ全員に浸透しているかどうかが問われるところです。コンビニエンスストアやファーストフードショップのようなマニュアル化されたサービスではいけません。個客サービスといわれるように、一人一人への誠意ある対応が大切です。

②家族全員が安心して相談できるのが地域のかかりつけ医です。できるだけ患者さんの家族構成などを把握しておきましょう。地域の家庭医となるためには子供さんの学校でのクラブ活動、就職先や特技などもカルテにメモしておくと、幅広い対応ができます。また、町内会や商店会の集まりにも積極的に参加して、地域の一員としての活動も、地域医療の担当者には望まれます。

③技術は患者さんに直接判断されるものです。日頃から研鑽を積み、得意分野を持つことも大切です。また学会の認定証なども、受付や待合室に掲示すると信頼感が生まれます。

④歯科治療の場合、義歯やブリッジなど治療行為が「モノ」として口腔内に残ります。それが噛みやすいか、痛みはないか、長持ちするかですが、異常があった際にはすぐに対応する旨を伝えます。

⑤無痛治療は歯科医療の大切な部分です。さらに患者さんの恐怖感を少しでも取り除く工夫が必要です。診療室内の壁の色、装飾品、BGMなど、環境をやさしく整備することのほかに、もっとも大切なのは診療所全スタッフの温かな応対です。

⑥歯科の中でも学会の認定医制度や専門医制度が活発化してきています。時には、専門医にセカンドオピニオンを聞くことも必要です。また、日頃から内科や外科、整形外科、耳鼻科、眼科などの関連医療機関とは親しくお付き合いをしておくことも必要です。いざという場合に備えて、地域の二次医療機関の口腔外科や行政、福祉とも連携体制を整えておきます。

⑦詳細に説明しただけではインフォームド・コンセントとはいえません。インフォームド・コンセントの目的は、あくまで患者さんが同意し決定することにあります。

⑧医院側の考える満足と、患者さん側の満足とは、観点がずれていることが多くあります。自分の治療に自己満足せずに、患者さんの満足度を確認してください。そのためには院内に意見箱を置いたり、定期的に患者さんの満足度調査をすることも必要です。

⑨インフォームド・コンセントの道具の一つとして、抜歯や歯周治療、義歯、予防処置などの諸注意をパンフレットにして手渡すと便利です。また、これが口コミの材料にも使用される場合がありますので、できれば特色を出して独自のものを作ってください。

F-5 診療を終えて感じる安心感

　ようやく診療が終わりました。緊張感が解けて、ホッとしているときですね。
　ここで「お疲れさまでした」の一言が何よりの贈り物です。治療内容の説明や今後の注意なども分かりやすく伝えます。
　継続して来院するか、今日限りの患者さんとなってしまうのかは期待に対する結果の評価であり、終わったときの安心感や信頼感で決まります。
　患者さんの満足度の中で最も大切なことは、「多くある歯科医院の中からここを選んで良かった」と実感して帰っていただくことです。

①不満は必ず院内で解決するようにしましょう。特に、受付に来てから帰り際に不満をポロリと言うことがあります。受付は素早く不満の要点を把握して院長に報告し、不満を持ったまま院外に出ないように注意しましょう。
　「人は、良いサービスを受けたときには平均5人にそのことを話し、悪いサービスを受けたときには平均20人にそのことを話す」といわれます。
②歯科治療はその結果が、患者さんの口腔内に残っています。自己の処置に責任を持つためにも、定期検診や術後管理の患者管理の仕組みが必要です。患者さんが固定となって今後もずっと通院していただくためには、年賀状や季節の挨拶、お誕生日の葉書などのきめ細かい配慮も大切です。
③自分が紹介した患者さんが満足すると紹介した側もうれしいものです。患者さんを紹介されたら必ず礼状を出すなり、電話でお礼と共に報告するとよいでしょう。

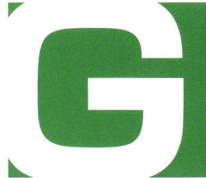

総合評価編

G 全職員の職務満足度
総合評価編

患者さんの満足度を高めるためには、全職員の職務満足度を上げることが大切です。全職員が働き甲斐を感じて、快く働いてこそ、患者さんへ快い温かな対応ができます。

そのために 1．経済的な充実感、2．環境への満足感、3．院長の医療理念、4．スタッフの向上への配慮、5．仕事自体の満足感、6．院長自身の満足感 の6項目に分けて自己評価してみます。

1～5までは院長を含めスタッフで評価します。スタッフと院長との評価の差異については、お互いよく話し合い、理解を深めることで、診療所全体の向上を目指します。

質問

G-1 経済的な充実感

①いつでも見られる、必要十分な内容の就業規則を整備していますか？　score
　3＝はい　2＝大体ある　1＝一部ある　0＝いいえ

②勤務時間、診療時間、休日などの区別がはっきりしていますか？　score
　3＝はい　2＝大体決めてある　1＝一部決めてある　0＝いいえ

③健康保険や労働保険（雇用保険）に加入するなど労働環境を整備していますか？　score
　3＝はい　2＝大体充実している　1＝一部加入している　0＝いいえ

④給与体系はしっかりしていますか？　score
　3＝はい　2＝大体充実している　1＝一部決めてある　0＝いいえ

⑤法に定められた有給休暇・育児・介護休暇制度がありますか？　score
　3＝はい　2＝大体ある　1＝一部ある　0＝いいえ

⑥円満に退職でき、また再雇用などの道が開けるような仕組みがありますか？　score
　3＝はい　2＝大体ある　1＝一部ある　0＝いいえ

G-1 total score

G-2 環境への満足感

①通勤に便利ですか？　score
　3＝はい　2＝乗り換えがあるが便利　1＝やや不便　0＝いいえ

②歯科衛生士が専用に使えるユニットがありますか？　score
　3＝はい　2＝治療と兼用だがほとんど使用できる　1＝あまり使えない　0＝いいえ

③スタッフ専用の休憩室がありますか？　score
　3＝はい　2＝診療所の一部を使用　1＝診療所内の空間を兼用　0＝いいえ

G-2 total score

G-3 院長の医療理念

①院長は、医療理念をスタッフに話し、理解を得て診療に取り組んでいますか？　score
　3＝はい　2＝大体している　1＝少ししている　0＝いいえ

②院長は、いつも同じ態度で患者さんに接していますか？　score
　3＝はい　2＝大体している　1＝一部している　0＝いいえ

③院長は、患者さんに適切な説明と選択の機会をつくっていますか？　score
　3＝はい　2＝大体している　1＝少ししている　0＝いいえ

④院長は法令で定められた業務範囲を理解して守っていますか？　score
　3＝はい　2＝大体している　1＝少ししている　0＝いいえ

⑤職種別の業務分担を明確にしてありますか？　score
　3＝はい　2＝大体している　1＝一部している　0＝いいえ

⑥院長はスタッフの技能レベルを高める工夫をしていますか？　score
　3＝はい　2＝大体している　1＝一部している　0＝いいえ

G-3 total score

G-4 スタッフの向上への配慮

①どのスタッフにも公平に接していますか? **score**
　3＝はい　2＝大体している　1＝少ししている　0＝いいえ

②よい点を誉め、また可能性を発見して伸ばしていますか? **score**
　3＝はい　2＝大体している　1＝少ししている　0＝いいえ

③評価の仕組みを明確にし、自己評価を勧めていますか? **score**
　3＝はい　2＝大体している　1＝一部している　0＝いいえ

④仕事の結果(出来映え)を適正に評価し、昇格昇給などに反映していますか? **score**
　3＝はい　2＝大体している　1＝一部している　0＝いいえ

⑤スタッフの体調、心の状態を把握し、必要があれば相談に乗っていますか? **score**
　3＝はい　2＝大体している　1＝少ししている　0＝いいえ

⑥患者さんや仲間の前で注意したり、叱らないよう配慮していますか? **score**
　3＝はい　2＝大体している　1＝少ししている　0＝いいえ

⑦注意や賞賛は気分で左右されず、指導的ですか? **score**
　3＝はい　2＝大体している　1＝一部している　0＝いいえ

G-4 total score

G-5 仕事自体の満足感

①個人目標を達成させた喜びを体験してもらっていますか? **score**
　3＝はい　2＝大体している　1＝少ししている　0＝いいえ

②自己啓発の援助として、本の購入、院内勉強会、研修会への出席など積極的にしてもらっていますか? **score**
　3＝はい　2＝大体している　1＝少ししている　0＝いいえ

③責任ある仕事を任せていますか? **score**
　3＝はい　2＝大体任せている　1＝一部任せている　0＝いいえ

④患者さんが良くなることを嬉しいと思い、人に尽くしてあげられる大きな喜びを感じてもらっていますか？　score

3＝はい　2＝多く感じる　1＝少しは感じる　0＝いいえ

G-5 total score

G-6 経営者自身の満足感

最後の項目は、経営者の方のみに自己評価していただきます。

①経営は黒字で安定していますか？　score

3＝はい　2＝黒字であるが安定していない　1＝時々赤字である　0＝いいえ

②院長の医療理念に基づいた歯科診療サービスの環境を整えていますか？　score

3＝はい　2＝大体している　1＝一部している　0＝いいえ

③スタッフや患者さんに人間的にも技術的にも信頼され、尊敬されていますか？　score

3＝はい　2＝ほぼそう思う　1＝少しはそう思う　0＝いいえ

④医院の組織がしっかりしていて、スタッフに定着してもらえるよう整っていますか？　score

3＝はい　2＝やや不十分　1＝一部しかできていない　0＝いいえ

⑤スタッフ間の人間関係が良好で仕事はしやすいですか？　score

3＝はい　2＝まれに問題があるが、仕事はできる　1＝時々問題があるが、仕事はできる　0＝いいえ

⑥院長の目指している歯科医療サービスが実現でき、仕事にやり甲斐を持っていますか？　score

3＝はい　2＝大体できている　1＝少しできている　0＝いいえ

⑦後継者がいて安心ですか？　score

3＝はい　2＝予定はあるがわからない　1＝計画は進行中で確定はしていない　0＝いいえ

G-6 total score

総合評価編

項目	G-1 経済的な充実感	G-2 環境への満足感	G-3 院長の医療理念
3	個×3=	個×3=	個×3=
2	個×2=	個×2=	個×2=
1	個×1=	個×1=	個×1=
0	個×0	個×0	個×0
評価	$\dfrac{合計点}{6項目 \times 3} \times 100 =$ ％	$\dfrac{合計点}{3項目 \times 3} \times 100 =$ ％	$\dfrac{合計点}{6項目 \times 3} \times 100 =$ ％ |//
項目	G-4 スタッフの向上への配慮	G-5 仕事自体の満足感	G-6 経営者自身の満足感
3	個×3=	個×3=	個×3=
2	個×2=	個×2=	個×2=
1	個×1=	個×1=	個×1=
0	個×0	個×0	個×0
評価	$\dfrac{合計点}{7項目 \times 3} \times 100 =$ ％	$\dfrac{合計点}{4項目 \times 3} \times 100 =$ ％	$\dfrac{合計点}{7項目 \times 3} \times 100 =$ ％

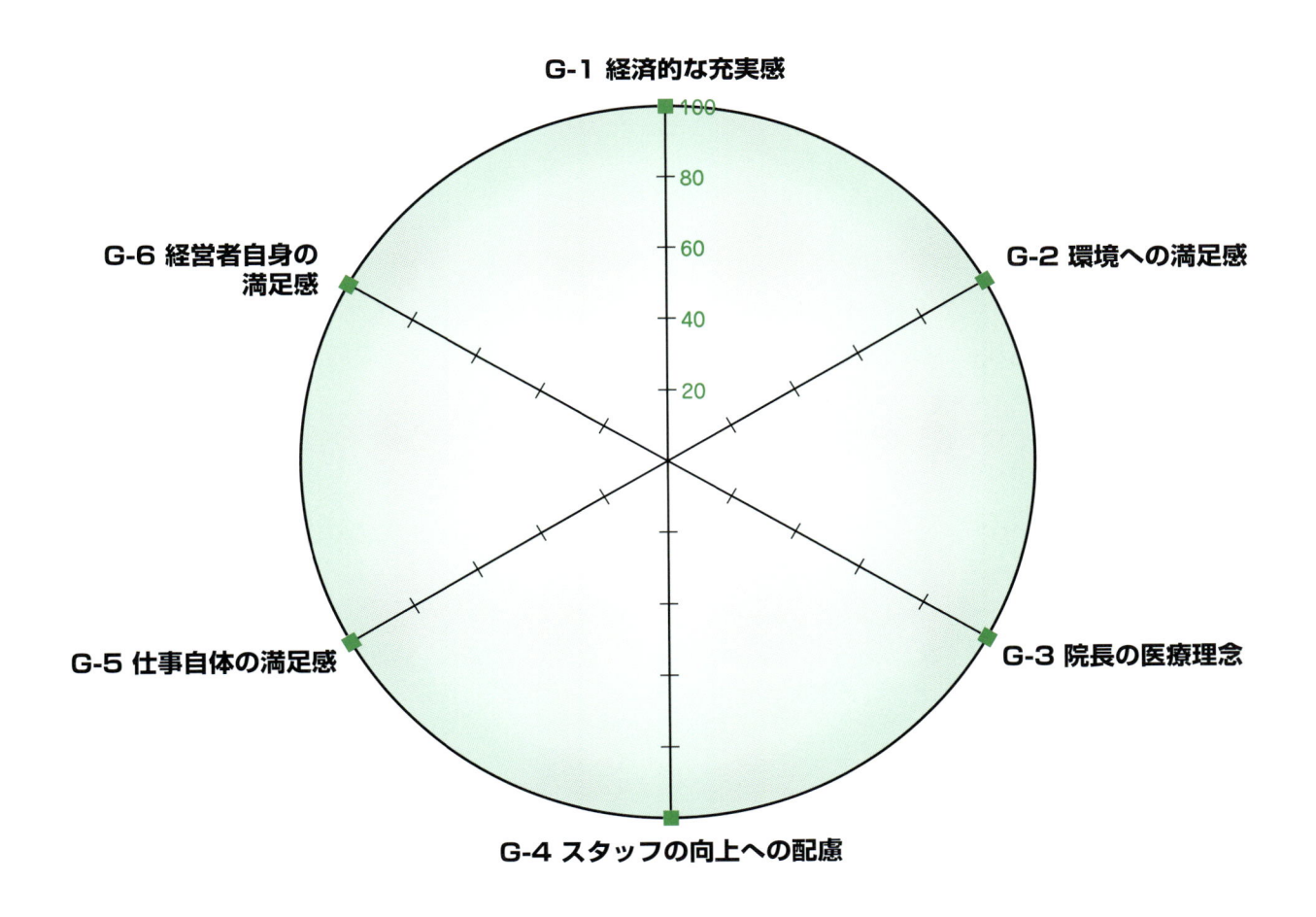

解説

G-1 経済的な充実感

①就業規則は労働基準法に基づいて、院長の実現したい医療を考えて作成します。人を雇うにはどのようなことが必要か、労働基準法をしっかり読むことが必要です。歯科診療所の開設・管理者とそこで働く人の双方が円満に仕事をしていく上に必要不可欠なものです。快く働ける環境を整備するためですから、具体的に記載します。よく説明し、全員に配布するか、またはいつでも見られるようにしておきます。

採用から退職に至るまでの過程を考えて、給与規定、旅費・交通費規定、退職規定なども整備します。面接採用時によく説明し、同意のサインを交わすことも必要です。

②労働基準法では、労働時間は1日8時間以内、週40時間以内とされています。自由労働時間制などもありますが、法律の範囲内の労働時間であることが大切です。サービス業は、とかく時間がルーズになりがちなようですが、計画性を持って効率的に診療し、診療時間を短縮することは、スタッフにとっても患者さんにとっても意義が大きいといえます。

週休2日制の診療所が多くなってきましたが、交代制を採るにしても週休2日は必須の時代となりました。祝日などの振り替えをする際は、早めに予定をスタッフに伝えて都合を聞き、無理なく受け入れられるように配慮します。年初に年間予定を提示し、前もって休日の予定を伝えられると良いでしょう。

③法人を除いて、従事者が10人以下の企業には、社会保険などの加入義務はありませんので、制度に加入していない診療所が多いようです。しかし、スタッフの健康管理やケガ、退職後の補償などを配慮して、社会保険や労働保険(雇用保険、労働者災害補償制度)に加入しましょう。健康診断も年1回以上は定期的に実施します。安心して働くためには必要なことです。

④給与には、日給、月給、年棒それぞれに基本給や種々の手当があります。職能給や能力給を取り入れている所もあります。昇給・減給・賞与など経営者と雇用者の双方がきちんと納得した基準を作り、運営する仕組みも考えます。毎月決まった日に、明細書を付けて渡すことは当然です。

⑤有給休暇制度、育児休暇制度、介護制度など法で定められている制度は守らなければなりません。結婚しても辞めずに長く勤務できる体制を作ってください。診療の良くわかったベテランスタッフがいることによって、患者さんは安心して通院できます。

⑥円満に退職できる職場は、スタッフ同士の人間関係が良いことです。さらに結婚や出産で退職したスタッフが、再度働きたくなるような歯科診療所の環境作りが大切です。歯科衛生士の絶対数が不足している折から、再雇用の機会を設けておきましょう。

G-2 環境への満足感

一日の大半を過ごす勤務先が快適であり、肉体的にも精神的にも疲れないように配慮します。安全で必要な設備が整い、快適に働ける環境は、定着に必要な大きな要素です。

①毎日の通勤時間が少ないと心身共に楽になります。たとえ住まいが遠くでも、通勤に便利であるよう、採用時にも注意します。遠方であれば、早番や遅番など、勤務時間帯にも配慮します。
②歯科衛生士が予防処置や保健指導を落ち着いてきちんとできる専用のユニットは必要です。設備の都合上専用にできない場合は、診療と指導の時間を分けるなど、ゆっくりとユニットを使えるように配慮します。片手間のような指導は、スタッフも患者さんも落ち着きません。レントゲン室や滅菌・消毒コーナーなどの設備、医療廃棄物の適正な処理や安全性にも配慮します。
③仕事の疲れを癒すためにも、ゆっくりできる空間は、大変重要です。設備としては、医局や個人のロッカーは必要ですし、靴や制服もスタッフに任せ、感染防止の器材も同様です。サービス業では、設備や内装は、計画的に更新・改装します。

G-3 院長の医療理念

①診療内容は、院長の医療理念によって違いがあります。医療理念や診療方針を十分に理解して仕事をすることにより、同じ目標を目指して日々努力することになります。目標があり、充実して働いているスタッフにより、患者さんに対する態度や診療も、院長への信頼感に大きく影響します。月間目標、年間目標、3年後、5年後の目標を文書にして、いつでも見られる所に貼ってください。成長を動機づける基本です。
②院長は常に同じ態度でスタッフや患者さんに接し、公私混同することのないよう心がけます。院長の気分によって、患者さんに対する態度が変わると、スタッフにとっても仕事がやりにくく、患者さんの信頼も得ることができません。自費診療と保険診療では過程に差があっても、応対に差をつけないように注意します。また理解度に差があっても、常に温かで親身に応対するよう努力しましょう。
③患者さんが不満に感じる第一に、診療に対する説明不足があげられています。診療方針、治療の進行、治療内容の説明、薬の説明、治療後の説明、自宅療養の指導など必要な資料や道具を用意して、十分な時間をとりましょう。

患者さんの質問には丁寧に、分かりやすく答え、ゆっくりと選択できる余裕をもってもらいます。最初にしっかりした信頼関係を築き、計画通りに進めることは、後のトラブルを回避する最善の策です。
④法令で定められた業務範囲を十分に把握してください。便利だからといって、業務範囲を超えて安易にスタッフを使うことは止めましょう。スタッフの不満の元となりますし、患者さんにも必ず伝わるものです。
⑤業務分担をはっきり明示して指示します。スタッフは自分の業務をしっかり実行し、認めてもらえることが励みとなります。急がばまわれで、長く良い関係を築き、働き甲斐のある職場づくりが最重要です。そして任せる範囲は、技能のレベルに合わせます。技能の成長に応じて、仕事の分担と責任範囲を徐々に増やしていく仕組みも作ります。
⑥ミーティングや勉強会などを定期的に行い、常に院長の考えを伝え続けます。診療方針に沿って、仕事の内容を整理します。何を誰にどの程度やって欲しいか、段階的に仕事の項目を整理します。高い目標設定は禁忌です。できそうな段階から成功体験を積み重ね、向上心を刺激します。必要な資料や器材は整備します。成長することを、お互いの喜びとしましょう。

G-4 スタッフの向上への配慮

スタッフの人間性や能力などには個性が当然あります。それぞれの個性を認め、職場の対人関係を円満に図り、医療チームの一員として活躍できるよう配慮することは重要です。

努力した結果を認め、その結果を給与や賞与などの処遇に反映します。適正に評価することにより、さらに仕事への向上心を刺激することにもなります。

①患者さんへの対応と同じです。全ての人が大切なスタッフであり、大切な人財です。
　差別やえこひいきは、医療機関にとっては致命的と考えてください。日常の診療が快適に行われるためには、技能のレベルは違っても人間的には公平に接します。

②人が成長するためには、仕事の結果が正しく評価され、認められることが必要です。
　可能性を引き出し、伸ばしてあげられる眼は、患者さんの健康増進にも役立つことにつながります。スタッフの成長を動機づけるには、成果の上がった仕事に対して賞賛し、さらにステップアップへと誘導します。そのためにも定期的な個別面談が有効です。

③仕事に対して反省し、方法や手順などを改善する姿勢は、自分が気づくことから始まります。自己評価のできる教育方法と、評価表を準備します。何を、いつまでに、どのように行うか、それについての準備はどうか、いつ相談にのるかも整理してください。評価表や仕組みができたら、実行し改善し続けることです。

④正しく評価されて、成長の欲求が増大されます。評価した結果を伝え、次にはさらに上の段階に進むことを指導すると共に、昇給や昇格へと反映させます。単に期間の経過で昇給するのではなく、努力した結果が正しく報われる体制が大切です。

⑤スタッフの生活行動の特徴や傾向を理解し、気持ち良く仕事ができるように気を遣いましょう。
　全員とよく連絡をとり、各人に応じた接し方を工夫します。体調や心の状態に留意し、必要があれば相談に乗るようにします。常にスタッフの心身を案じている姿勢は自ずと伝わるものです。そしてこれは患者さんにも伝わって行きます。

⑥患者さんから誉められた時には、本人に必ず喜んで伝えましょう。注意するときは、他人のいないところで直接本人に注意し、間接的な注意はせず、なるべく早く行います。しばらく経ってから前のことを注意されてもピンときません。叱るのではなく知識や技能を高めてもらうという姿勢が大切です。

⑦院長はあらゆるところに気を配り、しかも多忙ですので、常に緊張を強いられて大変です。しかし、冷静さを失わない努力も大切です。気分のおもむくままにほめたり、注意したりすることにスタッフは敏感です。職務基準表や職能評価表に基づいて、指導します。冷静に前向きに、成長してもらうための注意です。

G-5 仕事自体の満足感

仕事自体が楽しく、やり甲斐がないと長続きしません。スタッフ同士の人間関係が良いと、患者さんに対しても楽しく対応できます。医療には奉仕の精神が重要ですが、奉仕することに幸せを感じるプロとしての条件を考えてみましょう。

①仕事に対して目標を立て、それが達成することを体験してもらいます。注意されたことや失敗したことなどの中から、優先順位を決めて、小さな目標を立ててもらいます。やさしい小さな目標を達成できたら、次の目標を立ててもらいます。いつまでに、何を、どのような方法で行うのか、必要な準備は何か、適切な時期を逃さずに相談に乗り、仕事がおもしろく感じるようになったら成功です。この際、必要な資料や道具を準備しておきます。

②院長が指示し命令しても、あまり乗り気でないと、身に付くことは少ないようです。自主的に進歩、成長したいと希望を持ってもらいます。何に興味や関心があるのか、いつまでにどんなことをしたいか、話し合い、向上したい姿勢に協力します。研修会や学会などに参加する機会や、必要な資料を提供するなどの支援体制を作ります。

③責任ある仕事を任せられることにより、自分が認められ、期待されていると実感できます。全面的に丸投げをするのではなく、必要な段階ごとにチェックし、さりげなく正しい方向へ誘導することも大切です。目標が達成できたら、報告することは言うまでもありません。

④患者さんが良くなることを共に喜べることや、患者さんから感謝の言葉を言われることが、人に役立っている人間としての満足感です。小さなことでも、温かな対応と確実な仕事から始めます。多くの機会を与え、たくさん経験するよう心がけてください。

G-6 経営者自身の満足感

　スタッフが満足して伸び伸びと働き甲斐を持って働いてくれること、実現したい医療を継続して行えること、患者さんの信頼を得ていることなどが経営者として歯科医師としての満足感でしょうか。そのような日々を過ごすための基本的な条件を整備します。

①診療所を安定して継続するためには、経営自体がしっかりとしていることが前提です。このためには経営分析を行い、経営計画も月ごと、年度ごとに作るよう試みてください。

　貧すれば鈍す。余裕を持つためには、経営的戦略も研究する必要があります。経営コンサルタントの指導を受けることも考え、経営数値の意味を知ることも大切です。また資金繰りにも注意します。

②どのような診療を行いたいのか、何が得意で、どのように行うのか、何を整備すべきかを整理します。具体的に書き出し、達成する予定の日時を記入します。必要な条件が明確になるまで何度も繰り返し行います。まず大切なことは、目標を達成するための願望を大きくしっかりと持つことです。

③ある大学の校訓には「歯科医師たる前に人間たれ」とあります。大学では医療人を育てるための授業を充実させてきました。人間的に円満であり、明るく、積極的な歯科医師の周りに人は集まります。スタッフに自己啓発を望むと共に、院長自身も自己啓発を継続することが肝要です。異業種交流も参考になります。多くの人とお付き合いすることによって多くの学びが生まれます。

④診療所が機能的に組織化されていることが大切です。小さい規模であっても、診療所の機能はたくさんあります。医療理念のもとに、診療活動方針・経営活動方針・広報活動方針・危機管理方針の４つの大きな柱があります。診療活動方針には、診療活動計画・スタッフ業務計画・地域医療計画・健康増進計画があり、経営活動方針には、人事労務・能力開発・施設環境・設備機器・医療事務・財務の諸計画があります。広報活動方針には、情報整備・院内情報活動・院外情報活動の計画があります。危機管理方針には、危機回避と危機対応を考えます。

スタッフの定着に関しては、就業規則・試用期間・休日・有給休暇・賞与給与・福利厚生・研究会講習会・環境・設備・退職の要因があります。成長要因としては、ほとんどが院長の姿勢によるものです。全て院長のやる気如何といえます。

⑤チーム医療を行うには、スタッフ間で風通しを良くすることです。そのためには、細かなことにも気をつけていつも良い関係を作るよう配慮します。医局会、勉強会、食事会、患者さんとの交流会も手段です。開催することが目的ではなく、その意義を考えて、できることから始めてはどうでしょう。そして最も大切なことは、スタッフとの定期的な面談の機会をもつことでしょう。

⑥院長自身が働き甲斐を持つためには、心身共に健康が第一です。全職員がいきいきと働くには、院長が日夜努力し、充実したと実感できることが最重要です。決して消極的に物事を考えないで明るく周囲の全てに感謝する姿勢をもちましょう。

⑦患者さんは安心し、継続して通院するために、診療所が永遠に続くような期待感をもっています。ある程度の年代になれば必然的に考えることなのですが、開業当初から人生設計図を作ります。何歳の時に家族はどうなるか、それについての条件は費用を含めてどうするかなどを経年的に表にします。診療所を安心して譲り渡せるよう、全ての事柄を日頃から意識して診療全体を整備することです。後継者は、家族や一族の他に、良い後輩も考えます。人生のうえでの経験と仕事のうえでの経験設計をしっかり立てることをぜひお勧めします。

参考文献一覧

1. 日本醫事新報，No.4642，p90，2002.
2. 日本医療機能評価機構Newsletter，No.4，p7，2002.
3. 日本医師会，厚生省健康政策局指導課編：病院機能評価マニュアル，金原出版，東京，1986.
4. 厚生省健康政策局総務課編：患者サービスガイドライン，金原出版，東京，1989.
5. 日本病院会編：病院機能標準化マニュアル，日本病院会，東京，1991.
6. 老人の専門医療を考える会編：老人病院機能評価マニュアル，厚生科学研究所，東京，1997.
7. 岩崎 栄編：医を測る－医療サービスの品質管理とは何か－厚生科学研究所，東京，1998.
8. 武田隆久監修：医療サービスにおける品質保証と標準化，メヂカルフレンド社，東京，1998
9. 日本医療機能評価機構編：病院機能評価書面審査調査票，日本医療機能評価機構，東京，2002.
10. 日本医療機能評価機構編：病院機能評価統合版新評価項目解説集 日本医療機能評価機構，東京，2002.
11. 伊東隆利：歯科医院機能評価表，第32回日本歯科医療管理学会学術大会，東京，1991.
12. 伊東隆利：歯科医院機能評価表，第34回日本歯科医療管理学会学術大会，仙台，1993.
13. 伊東隆利：ライフステージに応じた歯科医院機能評価－それを支えるもの，当院での試み－，日本歯科評論，No.680，187-197，1999.
14. 横山尚人ほか：歯科チームの活性化をめざして，日歯医療管理誌，22（2）：259-279，1988.
15. 橋本佳潤ほか：スタッフの定着を促進し成長を動機づける要因のレーダーチャートについて，日歯医療管理誌，26（2）：159-174，1992.
16. 橋本佳潤：スタッフの定着と育成，デンタルダイヤモンド別冊，Vol.20，No.262，155-161，1995.
17. 橋本佳潤ほか：スタッフの教育・評価システム，歯界展望別冊，デンタルオリンピア'95，21世紀の歯科医療，p212，医歯薬出版，東京，1996.
18. 日本歯科医療管理学会フォーラム委員会：平成9年度フォーラム 歯科診療所の医療機能評価，患者さんが「選び 継続する」ために，日歯医療管理誌，33（1）：33-39，1998.
19. 橋本佳潤ほか：スタッフの教育・評価システム－第8報 スタッフの教育・評価システムから歯科医療機能評価へ－，日歯医療管理誌，33（2）：111-124，1998.
20. 橋本佳潤：日本歯科医療管理学会における「歯科医療機能評価」への対応，日本歯科評論，No.680，162-166，1999.
21. 橋本佳潤：患者さんに満足を与える歯科医療とは－患者満足度の調べ方と結果に対する対応－，歯科医療1999秋号，100-116，1999.
22. 日本歯科医療管理学会フォーラム委員会：平成10年度フォーラム 歯科医療機能評価パート2 患者さんから評価していただく質問表，日歯医療管理誌，34（2）：143-151，1999.
23. 日本歯科医療管理学会フォーラム委員会：平成11年度フォーラム 歯科医療機能評価パート3 歯科診療所の経営管理サービス～患者さんと共生するために～，日歯医療管理誌，35（2）：164-173，2000.
24. 日本歯科医療管理学会フォーラム委員会：平成12年度フォーラム 歯科医療機能評価パート4 提供できる診療サービス～患者さんへ何ができるか・何ができないか～，日歯医療管理誌，36（2）：158-168，2001.
25. 橋本佳潤ほか：歯科医療機能評価 第2報，日歯医療管理誌，35（1）：94-95，2000.
26. 橋本佳潤ほか：歯科医療機能評価 第3報，日歯医療管理誌，36（1）：134-135，2002.
27. 日本医療機能評価機構編：病院機能と医師の体制－病院と医師の関係に関する検討会報告書－，日本医療機能評価機構，東京，2000.
28. 日本医療機能評価機構編：これからの医療と病院機能評価，病院が評価を受ける時代を迎えて，第2版，平成9年度版，日本医療機能評価機構，東京，1997.
29. 植木清直ほか：働きやすさを創る歯科チームづくりから歯科利用者の視点を備えた歯科医療機能評価へ，日歯医療管理誌，33（2）：68-80，1998.
30. 植木清直：高品位な医療サービスの標準化－医療サービスの質を保証する機能評価と技能評価－，日歯医療管理誌，32（3）：178-184，1998.
31. 矢野経済研究所：1999年版病院リスクマネジメント，東京，1999.
32. 中原 爽ほか：歯科医師養成のあり方に関する検討委員会意見，別添・臨床研修のあり方を検討する小委員会報告，日本歯科評論，186-194，1996.

監修者略歴

●高津　茂樹（たかつ　しげき）

神奈川県・高津歯科医院院長。

昭和38年　日本大学歯学部卒業（昭和44年歯学博士）。

昭和41年　横浜市にて高津歯科医院開設。現在に至る。

昭和43年　日本歯科医療管理学会会員、常任理事、専務理事、副会長を経て平成16年同会長。

平成12年　日本大学歯学部医療人間科学兼任講師、同平成16年客員教授。

　主な著書として、「歯科医院での対人コミュニケーション　自己評価できる決定的瞬間80」（クインテッセンス出版）、「毎日さわやかに入れ歯とのつきあい方」（わかば出版・共著）、「患者さんを迎えてから見送るまで　歯科医院接遇・応対」（日本歯科評論社・監修共著）、「診療室が変わる本」「スタッフが変わる本」「スタッフが変わる本2」「経営を安定させる歯科チーム医療」（クインテッセンス出版・監修共著）、などがある。

●橋本　佳潤（はしもと　よしじゅん）

千葉県・一橋歯科クリニック院長。

昭和44年　東京歯科大学卒業。

昭和48年　同大学・大学院修了。歯学博士。

昭和51年　千葉市にて開業。現在に至る。日本歯科医療管理学会専務理事。

　主な著書として、「診療室が変わる本」、「スタッフが変わる本」「スタッフが変わる本2」「経営を安定させる歯科チーム医療」（クインテッセンス出版・共著）、「歯科医院経営・こうすりゃよかった」（デンタルダイヤモンド社・共著）などがある。

歯科医療機能評価検討委員会委員略歴

●伊東　隆利（いとう　たかとし）

　熊本県・医療法人伊東会 伊東歯科医院 理事長。昭和43年、日本大学歯学部卒業。昭和47年、鹿児島大学大学院医学専攻科口腔外科修了。日本歯科医療管理学会常任理事・九州支部長、（社）日本口腔外科学会病診連携推進委員会委員長。

●伊東　昌俊（いとう　まさとし）

　神奈川県・伊東歯科医院院長。昭和56年、神奈川歯科大学卒業。歯学博士。日本歯科医療管理学会常任理事。

●植木　清直（うえき　きよなお）

　㈱アスノ経営管理社、医業経営コンサルタント。昭和32年、日本大学新聞学科卒業。日本歯科医療管理学会理事。平成11年12月逝去。

略　歴

●江田　正（えだ　ただし）
　神奈川県・江田歯科医院院長。昭和60年、日本歯科大学卒業。日本歯科医療管理学会常任理事。

●大竹　和行（おおたけ　かずゆき）
　岐阜県・大竹歯科医院院長。昭和38年、日本歯科大学卒業。日本歯科医療管理学会常任理事・東海支部長。

●片山　繁樹（かたやま　しげき）
　神奈川県・片山歯科医院院長。昭和57年、東京医科歯科大学歯学部卒業。歯学博士。日本歯科医療管理学会評議員、昭和大学歯学部客員教授。

●小林　伯男（こばやし　のりお）
　東京都・小林歯科医院院長。昭和40年、東京歯科大学卒業。日本歯科医療管理学会理事。

●近藤　いさを（こんどう　いさを）
　日本大学松戸歯学部附属歯科病院歯科衛生士主任。昭和35年、日本大学歯科衛生士学校卒業。日本歯科医療管理学会理事。

●近藤　圭子（こんどう　けいこ）
　東京医科歯科大学歯学部口腔保健学科講師。昭和53年、東京医科歯科大学歯学部附属歯科衛生士学校卒業。日本歯科医療管理学会理事。

●柴垣　博一（しばがき　ひろかず）
　神奈川県・柴垣歯科医院院長。平成元年、朝日大学歯学部卒業。歯学博士。日本歯科医療管理学会評議員。

●関口　武三郎（せきぐち　ぶさぶろう）
　神奈川県・関口歯科医院院長。昭和44年、日本大学歯学部卒業。日本大学歯学部兼任講師（医療人間科学）、神奈川歯科大学非常勤講師（口腔外科）。

●高田　晴彦（たかだ　はるひこ）
　神奈川県・高田歯科医院院長。昭和52年、神奈川歯科大学卒業。神奈川県ラグビースクール安全対策委員会委員、日本歯科医療管理学会常任理事。

●中山　博子（なかやま　ひろこ）
　国立保健医療科学院口腔保健部非常勤勤務、東京歯科衛生専門学校非常勤勤務。昭和47年、東京歯科大学歯科衛生士学校卒業。日本歯科医療管理学会評議員。

●橋場　友幹（はしば　とももと）
　岩手県・はしば歯科医院　院長。昭和58年、岩手医科大学歯学部卒業。日本歯科医療管理学会常任理事・東北支部長。

●水野　史之（みずの　ふみゆき）
　医療法人　社団　あいファミリー歯科　理事長・院長。昭和59年、北海道大学歯学部卒業。現在、日本歯科医療管理学会　北海道支部地方理事。

●宮川　修（みやかわ　おさむ）
　神奈川県・宮川デンタルクリニック院長。昭和61年、東京医科歯科大学歯学部卒業。日本歯科医療管理学会評議員。

スタッフの教育に悩む院長に贈る
新しい時代のスタッフ育成と歯科医院経営!!

経営を安定させる 歯科チーム医療

スタッフの能力開発は職能給から

監修：高津茂樹／橋本佳潤

執筆：高津茂樹／植木清直／橋本佳潤／伊東昌俊／高田晴彦／片山繁樹／近藤いさを／中山博子

- ●プロローグ：歯科医療はチーム医療
- ●第1部：職能給は出来映えを評価すること・待遇が良くなること
  - 第1章　職能給は出来映えを評価すること
  - 第2章　職能給は待遇が良くなること
- ●第2部：さあ、始めよう職能給
  - 第1章　職能給を始めるための手順と様式
  - 第2章　職能給の計算
- ●第3部：働きがいをつくる能力開発
  - 第1章　働きがいと満足度
  - 第2章　能力開発

　歯科治療もチーム医療の時代、スタッフの存在も診療室の中では、ますます重要なものとなっています。そのためにはスタッフの教育を系統だてて行い、「スタッフの定着」と「能力開発」をいかに図るかが多くの歯科医院の課題となっています。

　しかしながら、「スタッフには長く働き続けてほしい。でも、そうなると人件費が膨らんで、歯科医院の経営を圧迫することになりはしないか？」との危惧を抱く院長も多いようです。本書では、そのような悩みへの解決策として「能力給」を取り入れた「スタッフの能力開発」「働きがいのある診療室づくり」の運営術やノウハウをわかりやすく解説し、実践しやすいようにまとめたものです。

●サイズ：A4判変型　●140ページ　●定価：5,145円（本体4,900円・税5％）

クインテッセンス出版株式会社

〒113-0033　東京都文京区本郷3丁目2番6号　クイントハウスビル
TEL. 03-5842-2272（営業）　FAX. 03-5800-7592　http://www.quint-j.co.jp/　e-mail mb@quint-j.co.jp

スタッフが変わる本　第1巻
スタッフの本音を知ってあなたも変わろう

本書は全国の現役スタッフ260人に行った職場満足度調査結果と、回答とともに寄せられた「スタッフの本音」を分析した異色の人材マネージメントの書である。50項目にわたる現場密着型のアドバイスが、スタッフ育成や定着、スタッフとのすれ違いに悩む医科医師とスタッフの関係を向上させる一冊です。

Contents

プロローグ	あなたの知らないスタッフの本音に迫る
第1部	スタッフの本音、どう受け止め、どう変わるか
第1章	給与と条件が…
第2章	院長の考えがわからなくて…
第3章	私をもっと良く見て…
第4章	ここがちょっとものたりない…
第5章	チーム、チーフ、ミーティング…
第2部	困った時はこうしよう
第1章	求人、面接、試用期間を上手にクリアするために
第2章	こんな時どうする
巻末資料	より良い関係作りのために

高津茂樹／植木清直／大野粛英／橋本佳潤＝監修

- A4判変型　182ページ
- 定価：5,880円（5,600円・税5%）

人育てに悩む院長に贈ります
スタッフが変わる本

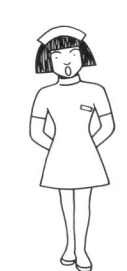

スタッフが変わる本　第2巻
小規模医院でスタッフが育つ

小規模医院特有の「人育て法」、それにあたっての計画の立て方、実際の教え方について誰にでもわかるようやさしく解説した。本書は「歯科医院」という独自の職場にあわせて、また、読者の「医院」の状況にあわせた人育ての方法を三つの型（採用と同時に実務を教えながら仕事につかせるコース、必要最低限に実務研修を行うコース、じっくり、ゆっくり育てるコース）に分けて提示している。

Contents

プロローグ1	スタッフの採用あれこれ
プロローグ2	スタッフを育てる上で考えておきたいこと
第1部	どんな人が欲しいのですか
第1章	どの仕事にどのような人が欲しいのですか
第2章	あなたの育成パターンは三つのうちどれですか
第2部	即時教育型を選んだ人へ──その考え方と計画法
第1章	新スタッフを迎えるための前準備
第3部	採用時教育型を選んだ人へ──その考え方と計画法
第1章	新スタッフを迎えるための前準備
第4部	計画教育型を選んだ人へ──その考え方と計画法
第1章	新スタッフを迎えるために作っておきたいもの
第2章	10日間の導入研修のための計画を立てよう
第3章	10日間が終わったら評価しよう
第4章	3ヵ月の初期研修のスタート
第5章	フォローアップ教育も忘れずに
第5部	教えるためのヒント集
第1章	教え方を知ろう
第2章	初めての出勤日にしておくとよいこと
第3章	新スタッフとのコミュニケーションに役立てよう
第4章	自己啓発に役立てよう
第5章	先輩の体験に学ぼう

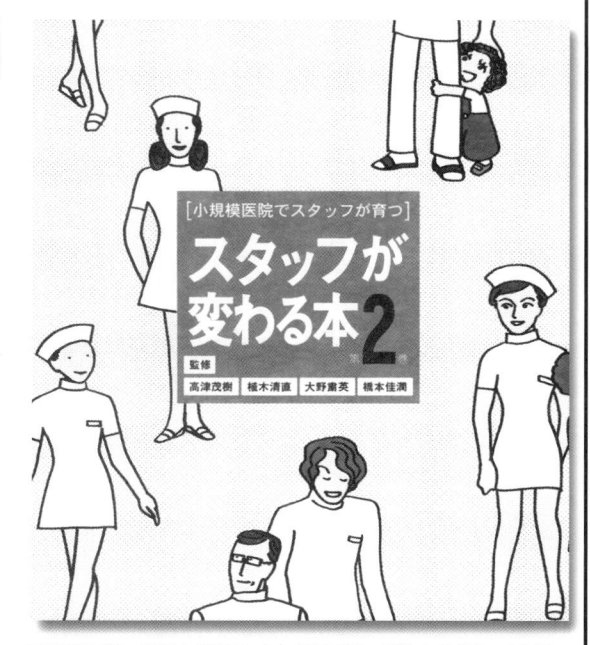

高津茂樹／植木清直／大野粛英／橋本佳潤＝監修

- A4判変型　212ページ
- 定価：6,300円（6,000円・税5%）

クインテッセンス出版株式会社

〒113-0033　東京都文京区本郷3丁目2番6号　クイントハウスビル
TEL. 03-5842-2272（営業）　FAX. 03-5800-7592　http://www.quint-i.co.jp/　e-mail mb@quint-i.co.jp

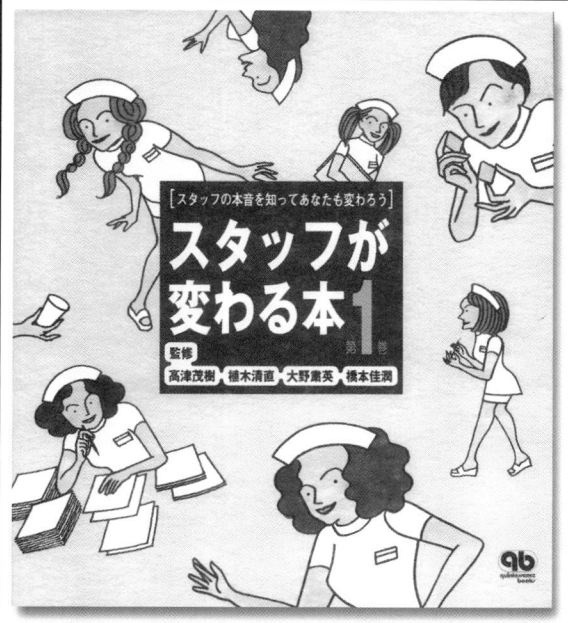

歯科医院での対人コミュニケーション
自己評価できる決定的瞬間80

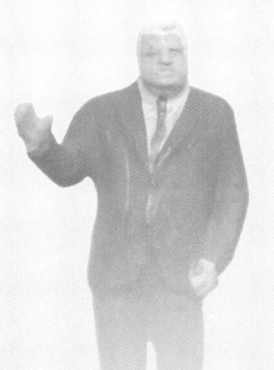

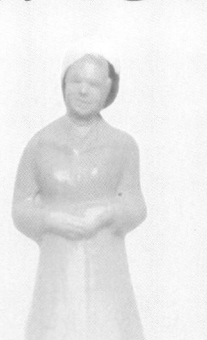

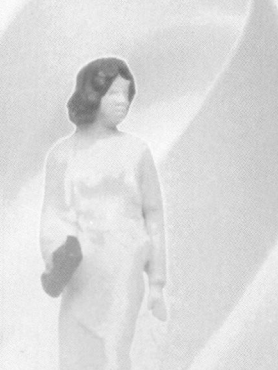

髙津茂樹　著

読みながら能力チェックができ、
読み終わったらスキルアップしている!

CONTENTS
第1章　本書の使い方
第2章　自己評価してみよう、患者さんを迎えてから見送るまでの決定的瞬間80
　Step1　診療前のコミュニケーション
　　1-1　カガミの前で身だしなみ
　　1-2　患者さんの目線で準備
　　1-3　簡単な事務連絡
　Step2　患者さんがみえたとき、受付・待合室でのコミュニケーション
　　2-4　受付に迎えた患者さん
　　2-5　待合室で待っている患者さん
　Step3　患者さんを待合室からチェアへ誘導するときのコミュニケーション
　　3-6　誘導する前に、準備しておきたいユニットまわり
　　3-7　待合室の患者さんを呼び、チェアまで誘導
　Step4　診療前・診療中の患者さんへのコミュニケーション1
　　4-8　チェアへ座った患者さん
　　4-9　診療介助をするとき
　Step5　診療前・診療中の患者さんへのコミュニケーション2
　　5-10　診療補助・予防処置・保健指導をするとき
　Step6　診療後の患者さんへのコミュニケーション
　　6-11　チェアでの患者さん
　　6-12　待合室・受付での患者さん
　集計表
　レーダーチャート
第3章　自己評価し、改善点をみつけ歯科医院とスタッフが変わろう

●コ・デンタルスタッフの接遇応対サービスが評価される時代です
いま歯科医院は、患者さんから選択され、評価される環境にあります。患者から評価されやすい歯科医療サービスのなかに、コ・デンタルスタッフの接遇・応対サービスがあります。本書は歯科衛生士や歯科助手の人たちが、歯科医院での対人コミュニケーション能力を高めることを目標にしてあります。

●キーワードはMOTサイクル
患者さんは、来院してから帰るまでのサイクルのなかで、コ・デンタルスタッフと接するとき、満足や不満を感じる瞬間があります。この瞬間は、決定的瞬間（MOT=Moments of Truth）といわれ、歯科医院で患者さんを迎えてから見送るまでの決定的瞬間のつながりをMOTサイクルといいます。本書では、MOTサイクルからみた歯科医院でのコミュニケーションを"患者さんを迎えてから見送るまでの決定的瞬間80"とした評価票を掲載しています。

●自分のスキルが評価でき、改善点が必ず見つかる
①評価票で、歯科医院での対人コミュニケーション能力を自己評価し、改善点をみつけてください。
②改善点は、歯科医院全体で話し合い、決めるとよいでしょう。
③改善点に取り組むときは、この本の解説を参考にしてください。

●サイズ：A4変型横判　●128ページ　●定価：6,825円（本体6,500円・税5%）

クインテッセンス出版株式会社
〒113-0033　東京都文京区本郷3丁目2番6号　クイントハウスビル
TEL. 03-5842-2272（営業）　FAX. 03-5800-7592　http://www.quint-j.co.jp　e-mail mb@quint-j.co.jp